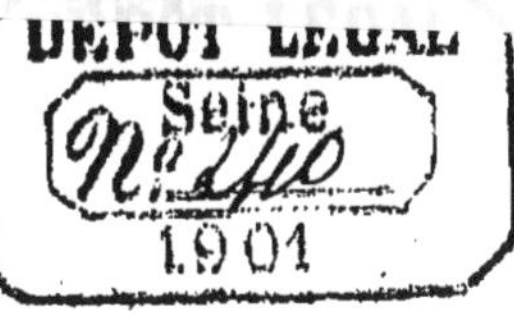
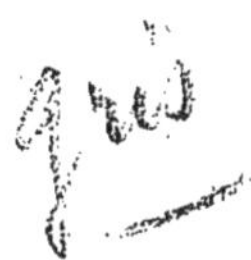

Le Traitement pratique

de

l'Épilepsie

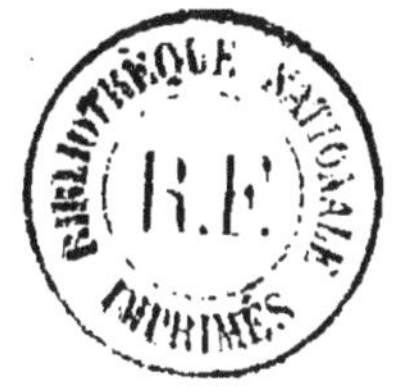

LES ACTUALITÉS MÉDICALES

NOUVELLE COLLECTION DE VOLUMES IN-16, DE 96 PAGES, CARTONNÉ
A **1 fr. 50** LE VOLUME

La Grippe, par le Dr L. GALLIARD, médecin de l'hôpital Saint-Antoine.

Les États neurasthéniques, par le Dr GILLES DE LA TOURETTE, agrégé à la Faculté de médecine, médecin de l'hôpital Saint-Antoine. 2º *édition*.

Formes et Traitement des myélites syphilitiques, par le Dr GILLES DE LA TOURETTE.

La Diphtérie, par les Drs H. BARBIER, médecin des Hôpitaux, et G. ULMANN.

Les Glycosuries non diabétiques, par le Dr ROCQUE, professeur agrégé à la Faculté de Lyon, médecin des Hôpitaux.

Psychologie de l'instinct sexuel, par le Dr JOANNY ROUX, médecin des Hôpitaux de Saint-Étienne.

La Radiographie et la Radioscopie cliniques, par le Dr L.-R. RÉGNIER.

Les Rayons de Röntgen et le diagnostic de la Tuberculose, par le Dr A. BÉCLÈRE, médecin de l'hôpital Saint-Antoine.

Les Rayons de Röntgen et le diagnostic des affections thoraciques non tuberculeuses, par le Dr A. BÉCLÈRE.

Le Tétanos, par le Dr J. COURMONT, professeur, et M. DOYON, professeur agrégé à la Faculté de Lyon.

Les Régénérations d'organes, par le Dr P. CARNOT, docteur ès sciences.

Thérapeutique oculaire, par le Dr F. TERRIEN, chef de clinique ophtalmologique à la Faculté de Paris.

Les Auto-intoxications de la grossesse, par le Dr BOUFFE DE SAINT-BLAISE, accoucheur des Hôpitaux de Paris.

Le Diabète, par le Dr R. LÉPINE, professeur à la Faculté de Lyon, médecin des Hôpitaux.

Le Rhume des Foins, par le Dr J. GAREL, médecin des Hôpitaux de Lyon.

Diagnostic des Maladies de la Moelle, par le Dr GRASSET, professeur à la Faculté de Montpellier. 2e *édition*.

Diagnostic des Maladies de l'Encéphale, par le Dr GRASSET.

Anatomie clinique des Centres nerveux, par le Dr GRASSET.

L'Appendicite, par le Dr Aug. BROCA, professeur agrégé de la Faculté de médecine de Paris.

La Gastrostomie, par le Dr J. BRAQUEHAYE, professeur agrégé à la Faculté de Bordeaux.

Cancer et Tuberculose, par le Dr H. CLAUDE.

La Fatigue oculaire, par le Dr L. DOR.

Les Albuminuries curables, par le Dr J. TEISSIER, professeur à la Faculté de Lyon.

Le Rhumatisme articulaire aigu en bactériologie, par les Drs TRIBOULET, médecin des Hôpitaux, et COYON.

Le Pneumocoque, par LIPPMANN. Préface de M. DUFLOCQ.

Chirurgie des voies biliaires, par le Dr V. PAUCHET.

La Mécanothérapie, par le Dr L. R. REGNIER.

La Cryoscopie des urines, par les Drs CLAUDE et BALTHAZARD.

Traitement de la Syphilis, par le Dr EMERY. Préface de M. le professeur FOURNIER.

LES ACTUALITÉS MÉDICALES

Le Traitement pratique de l'Épilepsie

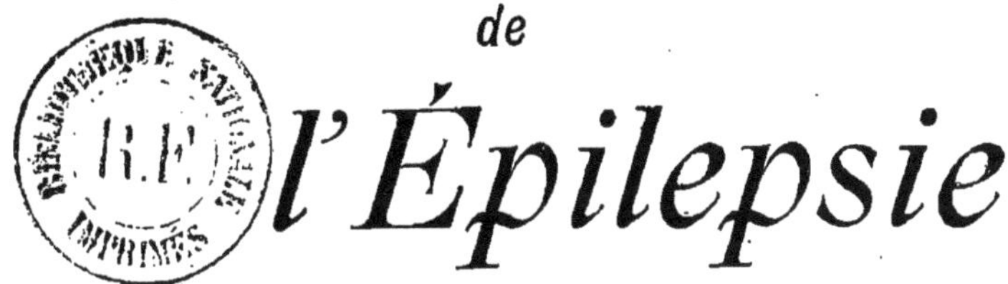

DOSE SUFFISANTE DE BROMURE. — SIGNE DE LA PUPILLE

PAR

GILLES DE LA TOURETTE

PROFESSEUR AGRÉGÉ A LA FACULTÉ DE MÉDECINE DE PARÏS

MÉDECIN DE L'HOPITAL SAINT-ANTOINE

Avec une figure dans le texte

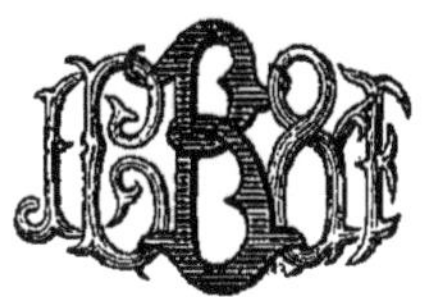

PARIS

LIBRAIRIE J.-B. BAILLIÈRE ET FILS

19, RUE HAUTEFEUILLE, 19

1901

Tous droits réservés.

AVANT-PROPOS

Le traitement que je vais exposer, uniquement basé sur les sels de bromure, que je juge le meilleur, sinon le seul à mettre en œuvre dans la cure de l'épilepsie, m'a été enseigné, il y a déjà longtemps, par mon regretté maître le professeur Charcot qui en avait, à cette époque, réglé presque tous les détails d'application.

J'ai pu, par des recherches constamment poursuivies, le préciser encore, le mettre au point, pour ainsi dire, en m'appuyant, pour établir ce que j'appellerai la *dose suffisante de bromure*, celle qui guérit, sur certains *signes physiques* fournis par *les pupilles*, d'une appréciation excellente, non encore signalés jusqu'à ce jour. J'observe certains sujets depuis près de quinze ans ; je puis dire ce qu'ils sont devenus et cela me conduit à affirmer que, administré dans les conditions que je vais indiquer et par un médecin expérimenté, le bromure peut guérir l'épilepsie et la soulage toujours.

G. T.

Paris, 12 octobre 1900.

LE TRAITEMENT PRATIQUE

DE

L'ÉPILEPSIE

I. — LES CONDITIONS ÉTIOLOGIQUES ET PATHOGÉNIQUES DE L'ÉPILEPSIE

1. — LES CONDITIONS ÉTIOLOGIQUES.

Pour instituer sur les meilleures bases le traitement d'une maladie que l'on veut guérir, il est indispensable de la bien connaître dans ses causes, ses expressions cliniques et son évolution. Mon intention n'est pourtant pas ici de donner une description de l'épilepsie, d'exposer ses manifestations symptomatiques, je les suppose connues. Mais comme, dans ces dernières années, l'opinion qu'on se faisait autrefois sur la nature de cette maladie s'est singulièrement modifiée, je crois devoir entrer dans quelques considérations surtout étiologiques, qu'il me semble indispensable de ne pas ignorer pour la bonne mise en œuvre et l'interprétation raisonnée du traitement.

Il n'y a pas longtemps encore, l'opinion généralement admise était qu'il existait, dans la nosographie nerveuse, une *maladie vraie, epilepsia vera,* une *épilepsie essentielle* le plus souvent, sinon presque toujours, d'origine héréditaire. Le traitement, quel qu'il fût, l'influençait peu, l'incurabilité était la règle. Les lésions dont elle devait dépendre restaient à peu près inconnues. L'affection débutait généralement pendant l'enfance, et les cas où l'épilepsie apparaissait après l'âge de quinze à vingt ans, étaient presque toujours discutés.

Aujourd'hui, cette notion vague de l'épilepsie, maladie essentielle, à pathogénie souvent inconnue, a fait place à des données beaucoup plus précises, grâce non seulement aux travaux des physiologistes sur les fonctions de l'écorce cérébrale, ses localisations et son pouvoir excito-moteur, mais encore et surtout aux recherches étiologiques de M. P. Marie (1) et peut-être aussi aux investigations histologiques de M. Ph. Chaslin (2).

Il résulte, au moins des premières, qu'un interrogatoire minutieux et bien conduit permettra souvent de remonter à la cause de l'épilepsie dite autrefois idiopathique.

Influence des convulsions de l'enfance. — M. P. Marie a en effet établi, en 1887 et en 1892, qu'un grand nombre des cas qui jusque-là semblaient échapper à toute étiologie : épilepsie du jeune âge, de l'adolescence et même aussi de l'adulte, relevaient directement des « convulsions » qui surviennent si souvent pendant la première enfance.

A ce propos il rappelait que déjà, en 1824, J. Frank avait écrit : « Invadit autem morbus sacer præcipue ea individua quæ obnoxia fuere *convulsionibus*, tempore primæ dentitionis. »

A dire vrai, les convulsions ne sont pas la cause réelle de l'épilepsie. Elles ne représentent elles-mêmes que l'expression symptomatique de lésions qui joueront le plus grand rôle, dans la genèse prochaine ou éloignée du mal comitial.

Sous l'influence des nombreuses infections : fièvres éruptives ou autres, qui affectent l'organisme des enfants, il survient chez ceux-ci des lésions de méningo-encéphalite qui se traduisent par des convulsions. Ils peuvent alors succomber, mais, lorsque la guérison *quoad vitam* a été obtenue, il reste souvent chez ces jeunes sujets, s'accompagnant ou non de paralysie, l'hémiplégie par exemple, des lésions cicatricielles de

---

(1) P. MARIE. — Note sur l'étiologie de l'épilepsie. *Progrès médical*, 29 octobre 1897. — Infections et épilepsie. *Semaine médicale*, 1892, p. 282.

(2) PH. CHASLIN. — Contribution à l'étude de la sclérose cérébrale. *Archives de médecine expérimentale*, 1891, t. III, p. 306.

sclérose encéphalique permanente. Celles-ci, dans certaines conditions de temps que nous allons préciser, pourront devenir génératrices de l'épilepsie, en mettant en œuvre l'excito-motricité cérébrale, quelle que soit la cause, en réalité première, qui les ait produites.

Le mal comitial n'est donc pas, comme on le croyait autrefois, une maladie essentielle. C'est, à tout prendre, une expression symptomatique reconnaissant les causes les plus diverses à tous les âges, à condition que celles-ci produisent l'hyperexcitabilité cortico-motrice de la substance cérébrale. On peut la créer de toutes pièces, chez les animaux, en lésant la corticalité. La cause diffère, l'expression symptomatique, l'effet restent les mêmes et, à part certains cas peu nombreux que nous préciserons, réclament toujours le même traitement, celui qui fera disparaître l'hyperexcitabilité.

Influence de l'accouchement laborieux. — A l'influence des maladies infectieuses dont je viens de parler, il faut, à mon avis, joindre celle de l'*accouchement laborieux*. J'ai pu souvent établir, par un interrogatoire minutieux de certains parents qui me présentaient un enfant épileptique, que l'accouchement avait été difficile et prolongé ; qu'on avait dû quelquefois intervenir par les fers ; que le sujet était né en état de mort apparente.

Cruveilhier, auquel il avait été donné l'occasion de faire de nombreuses autopsies d'enfants mort-nés ou naissant asphyxiques, en état de mort apparente, et succombant peu de temps après leur naissance à la suite d'un accouchement difficile, évaluait au tiers le nombre des sujets victimes, dans ces conditions, d'une hémorragie méningée.

Little, étudiant la rigidité spasmodique congénitale généralisée où l'on trouve de la sclérose cérébrale s'accompagnant parfois d'épilepsie dans la suite, avait également noté l'influence de la dystocie et de l'accouchement laborieux. Le chevauchement des os du crâne au passage d'un bassin rétréci peut, en particulier, occasionner des déchirures vasculaires, déterminant ainsi des hémorragies méningées presque toujours sous-arachnoïdiennes, ainsi que l'a constaté M. Richardière.

Mais, en dehors du traumatisme local producteur de l'hémorragie méningée, il faut aussi, dans bien des cas, invoquer l'influence de l'asphyxie qui rend si souvent l'enfant violacé dans les cas d'accouchement difficile. Cruveilhier l'avait déjà vu : les hémorragies dans ces conditions ne se localisent pas simplement à l'encéphale. Presque toujours on note des ecchymoses sous-pleurales ou siégeant dans les divers viscères, analogues à celles que l'on rencontre dans la pendaison, dans la strangulation, dans l'asphyxie en un mot. Tarnier et Pinard ont constaté ces ecchymoses sous-pleurales chez des enfants qui avaient subi des opérations obstétricales, ou étaient venus au monde après un accouchement pénible et prolongé.

Quelle que soit l'opinion pathogénique qu'on adopte sur la production de ces hématomes, il n'en résulte pas moins que, si l'enfant revient à la vie, il restera porteur, dans son encéphale, de foyers producteurs de sclérose qui pourront être ultérieurement autant de générateurs d'épilepsie. Pour ma part, je le répète, je possède de nombreux cas où l'influence d'un accouchement laborieux, d'une intervention par le forceps, m'ont paru la cause indéniable de la production du mal comitial.

Période de latence ou intermédiaire. — Maintenant, il est bon de faire une remarque clinique de grande importance, déjà signalée par M. P. Marie, et dont j'ai pu souvent, pour ma part, vérifier le bien fondé. Entre l'accouchement laborieux, entre les convulsions de la première enfance constitutrices de lésions cérébrales et l'apparition ou, pour mieux dire, la constitution du mal épileptique, il existe presque toujours une *période intercalaire*, de plus ou moins longue durée. En un mot, il est rare que les accès suivent, sans interruption de temps, les premières convulsions et encore moins l'accouchement laborieux. Dans ces conditions, un enfant qui sera né péniblement ou aura eu des convulsions pendant la première enfance ne prendra souvent, je ne dis pas toujours, ses accès épileptiques, que vers l'âge de six à dix ans, par exemple, ou plus tard, pendant l'adolescence ou à une époque de la vie plus éloignée encore.

Il est à remarquer d'ailleurs que, dans la circonstance, les données cliniques sont confirmées par les résultats de l'expérimentation. Luciani a nettement noté chez les chiens, sur lesquels il cherchait à produire l'épilepsie en faisant des lésions corticales expérimentales, que celle-ci pouvait ne se montrer que longtemps après l'opération. « Cinquante chiens, dit-il, opérés des régions psycho-motrices ou psycho-sensorielles de l'écorce, c'est-à-dire des régions fronto-pariétales ou pariéto-occipitales, devinrent *tous*, les uns plus tôt, les autres plus tard, *et jusqu'à un an et demi après l'opération*, épileptiques : écume, convulsions cloniques d'abord inconscientes, puis généralisées à tous les membres. »

Luciani, ajoute M. Soury (1) auquel j'emprunte cette citation, avoue que lorsqu'il publia son mémoire : *Sulla patogenesi della epilessia*, ces faits d'épilepsie traumatique lui semblaient une éventualité rare et peut-être exceptionnelle. Mais ce qu'il considérait alors comme l'exception devint pour lui la règle. « Ainsi, écrit-il, les chiens mutilés d'un segment quelconque du cerveau sont tôt ou *tard* sujets à des accès épileptiques progressivement croissants en intensité et en fréquence jusqu'à la mort.

Il résulte donc de ces faits que, pour arriver chez les enfants à une notion étiologique précise de l'épilepsie, il convient de se livrer à un interrogatoire minutieux des parents, leur demander si l'accouchement n'a pas été long et pénible ; si le médecin n'est pas intervenu par les fers ; si l'enfant n'est pas né asphyxique, en état de mort apparente. Pour ce qui est des convulsions, si les parents disent les ignorer, on les engagera, au cas où l'enfant aurait été placé en nourrice, à demander si, pendant cette période, il n'en aurait pas existé. On recherchera si, de propos presque toujours délibéré, la mère adoptive, dans un but intéressé, n'aurait pas oublié d'en avertir la famille.

Comment expliquer cette période de latence pendant laquelle, la lésion existant, l'épilepsie sommeille pour se réveiller un beau jour, sous l'influence de causes presque toujours indéterminées ? MM. P. Marie et Jendrassik, étudiant, en 1885, un cas de sclérose cérébrale lobaire si souvent productrice de l'épilepsie, ont vu à l'autopsie, longtemps après l'accident initial, persister

____

(1) J. Soury.— Les Fonctions du cerveau, 1891, p. 402.

de nombreux corps granuleux, éléments actifs qui pouvaient peut-être mettre en œuvre l'excitabilité corticale et déterminer, à un moment donné, l'apparition de phénomènes convulsifs. Au fond, nous en sommes réduits aux hypothèses, mais les faits ne sont pas moins là pour permettre d'affirmer la réalité de cette évolution clinique, en deux temps pour ainsi dire, qui, quoique certaine, paraît, au premier abord, assez singulière.

Il est donc aujourd'hui péremptoirement démontré que les lésions cérébrales nées sous l'influence de l'accouchement laborieux, ou des convulsions pendant les premiers moments ou les premières années de la vie, sont susceptibles de produire, après une période de latence souvent considérable, des accidents épileptiques chez les enfants, les adolescents et même beaucoup plus tard chez les adultes.

Je ferai remarquer cependant qu'il faut soigneusement étudier les cas de cet ordre avant de conclure dans le sens de l'abstention complète des phénomènes épileptiques pendant la période de latence. L'interrogatoire minutieux des malades et surtout de leur entourage démontre parfois, en effet, qu'il a existé pendant cette période intercalaire quelques vertiges légers, quelques absences, voire même des accès constitués qui, ne s'étant montrés qu'à de longs intervalles les uns des autres, sont passés de ce fait presque inaperçus parce qu'on en ignorait la nature et qu'on ne soupçonnait pas l'épilepsie.

Equivalents psychiques de la période intermédiaire. — Dans le même ordre d'idées, je ferai encore remarquer que, pendant cette période de l'existence qui s'étend de l'accouchement laborieux ou des convulsions à la première manifestation symptomatique de l'épilepsie, l'observateur exercé peut noter souvent chez les enfants certains troubles de nature psychique qui lui feront prévoir, pour plus tard, l'éclosion possible du mal comitial. Il ne s'agit plus, dans la circonstance, des accidents légers et très espacés que je viens de signaler, mais de certaines modifications dans l'*état mental* du sujet qu'on peut considérer comme étant déjà de véritables équivalents psychiques de l'épilepsie. Nous verrons, d'ailleurs, que des manifestations assez analogues peuvent reparaître chez certains épileptiques guéris de leurs accès.

Les enfants de la catégorie à laquelle je fais allusion, épileptiques dans l'avenir, présentent souvent un état mental tout particulier. Leur développement intellectuel est parfois un peu retardé. Ils sont en outre fréquemment grognons, irritables, impulsifs, trépignent facilement, et ces paroxysmes, qu'on met presque toujours sur le compte de colères de cause indéterminée, ne sont le plus souvent que les avant-coureurs d'accès ultérieurs.

J'observe, depuis plusieurs années, une dame de quarante et un ans chez laquelle, vers l'âge de trois ans, il exista des convulsions. Elle n'eut ses premières crises d'un mal comitial très sévère que vers l'âge de vingt-trois ans, sans cause déterminée en dehors des premières convulsions. Pendant son enfance, ses parents remarquèrent qu'elle était très colère. Trois ou quatre fois par mois, irrégulièrement, elle « avait ses nerfs », se mettait en fureur, trépignait, criait. Son visage pâlissait pendant ces paroxysmes ; jamais toutefois il n'y eut perte de connaissance. Cet état cependant s'améliora pendant la deuxième enfance et l'adolescence. Elle se maria et fit une bonne mère de famille, puis, sans cause apparente, survinrent des accès épileptiques très caractérisés. A mon avis, le mal comitial était, chez elle, attribuable à la méningo-encéphalite qu'elle avait contractée dans son enfance et dont elle avait guéri, au moins *quoad vitam*. L'existence pendant l'enfance d'un état mental un peu faible et irritable, avant l'apparition définitive des accès, permettait de rattacher, un à un, les anneaux de cette chaîne en apparence interrompue.

Ces dernières considérations ont, à mon avis, une assez grande importance, surtout en ce qui regarde le traitement que j'envisagerai spécialement dans ces leçons. Ces paroxysmes de colère, cet état mental particulier, jusqu'ici insuffisamment signalés, faits tout entiers d'irritabilité psychique, équivalent au moral de l'hyperexcitabilité cortico-motrice qui se développera plus tard et sera, au physique, le dernier aboutissant de l'épilepsie, ont besoin d'être traités ou au moins d'être surveillés de très près.

S'il n'est pas nécessaire d'appliquer d'emblée et dans toute sa rigueur à ces accidents, légers en réalité, le traitement long et toujours difficile du mal comitial à accès, ils n'en sont pas moins justiciables d'une thérapeutique atténuée de même ordre, surtout lorsqu'ils tendent à s'exagérer.

Il me sera permis d'ouvrir ici une parenthèse et de dire que ces paroxysmes de colère et d'excitabilité sont nettement opposables aux accès de somnambulisme nocturne qui surviennent parfois chez d'autres enfants, eux aussi prédisposés à des accidents nerveux d'ordre convulsif. C'est un fait sur lequel je me suis déjà expliqué, en 1887, dans la première édition de mon livre sur l'*Hypnotisme et les Etats analogues au point de vue médico-légal* (1).

Etablissant alors la filiation des états somnambuliques, je montrais, par des faits, que le somnambulisme dit naturel, que l'on considérait alors comme un état physiologique, appartenait nettement à la pathologie en général et à l'hystérie en particulier. « Pathologiquement, disais-je, c'est l'hystérie qui domine toute la scène : le somnambulisme naturel est par ordre hiérarchique un avant-coureur de cette névrose, de même que le somnambulisme hypnotique en est une transformation. »

Nous sommes ainsi en possession dans les deux cas, en ce qui regarde l'avenir de ces enfants, d'un élément étiologique qui facilitera ultérieurement le diagnostic différentiel entre deux affections convulsives, l'hystérie et l'épilepsie, que l'on n'a aucun intérêt à confondre, leur traitement différant d'une façon radicale.

On voit donc que la période de latence peut offrir parfois à l'observateur exercé certains phénomènes qui sont déjà de l'épilepsie, ou ses avant-coureurs. Mais il est aussi des cas où l'affection, à dater des lésions cérébrales provoquées par l'accouchement laborieux ou les convulsions infantiles, reste pendant longtemps tout à fait silencieuse.

Conditions étiologiques chez l'adulte. — Si l'accouchement laborieux et les convulsions de l'enfance peuvent

----

(1) Gilles de la Tourette. — L'Hypnotisme et les Etats analogues au point de vue médico-légal, 1887, p. 169; 2° éd., 1889.

être, parfois à distance, la cause directe de l'épilepsie qui éclate chez l'adulte, celui-ci n'en reste pas moins soumis à d'autres causes génératrices, celles-ci multiples et variées et souvent faciles à apprécier à l'inverse des premières.

L'influence des affections à manifestations convulsivantes qui existe chez les enfants se fait beaucoup moins sentir à cet âge : les fièvres éruptives se montrant rarement à une période un peu avancée de l'existence, par ce fait même que leur agression, pendant l'enfance, a donné aux sujets l'immunisation.

Ce sont surtout les maladies génératrices d'artérites qui vont intervenir dans la production du mal comitial de l'adulte. Je ne fais ici qu'indiquer la syphilis, qui mérite un traitement approprié dont je reparlerai. C'est la grande cause d'artérite cérébrale, soit sous forme d'artérite gommeuse spécifique, soit sous forme d'artério-sclérose. Le foyer de ramollissement plus ou moins superficiel ou profond qui peut se produire dans les deux cas, s'il siège dans la zone corticale et peut-être dans des régions dont nous connaissons encore mal la physiologie, est au premier chef un générateur d'excitation cérébrale et partant d'épilepsie.

Et je ne parle pas seulement ici de syphilis acquise, j'envisage également la syphilis héréditaire. Celle-ci intervient non seulement pendant la grossesse pour occasionner souvent la mort de l'enfant, ce qui clôt l'avenir, mais parfois aussi elle permet de vivre avec les lésions cérébrales qu'elle a causées et qui sont productives de l'épilepsie. Nous avons montré avec notre maître, M. le professeur A. Fournier (1), son influence considérable dans la genèse du syndrome de Little qui peut s'accompagner d'épilepsie.

Bien plus, la syphilis héréditaire sort parfois des manifestations tardives dont l'expression symptomatique est le mal comitial. J'ai démontré que la syphilis héréditaire de la moelle pouvait se manifester, pour la première fois, après trente-cinq ans (2). Je crois qu'il

---

(1) A. FOURNIER et GILLES DE LA TOURETTE. — La notion étiologique de l'hérédo-syphilis dans la maladie de Little. *Nouv. Iconographie de la Salpêtrière*, 1895, p. 23.
(2) GILLES DE LA TOURETTE. — La syphilis héréditaire de la

peut en être ainsi en ce qui regarde la syphilis cérébrale de même origine à réaction épileptique.

J'ai vu, pour la première fois, il y a un an et demi
environ, un jeune homme de vingt ans qui, après des
douleurs de tête très violentes limitées à la fosse temporale gauche, eut deux accès consécutifs d'épilepsie,
qui, partiels au début, se localisant au bras droit, se
généralisèrent ensuite. La présence de quelques stigmates me conduisit à la révélation d'une syphilis
paternelle et me fit porter le diagnostic de syphilis
cérébrale à forme épileptique qui bénéficia rapidement
et complètement d'un traitement spécifique.

A côté de la syphilis se placent naturellement l'alcool
et les autres intoxications ou infections quelles qu'elles
soient, dont la manifestation fréquente est la sclérose
tant généralisée que localisée aux artères de l'encéphale. Cette sclérose produit des foyers de ramollissement suivis de cicatrices souvent génératrices du mal
comitial. Chez les personnes avancées en âge, l'artério-
sclérose commune est la raison la plus fréquente de
l'épilepsie dite sénile. Il importe, dans tous ces cas, de
savoir remonter à la cause pour instituer un traitement
rationnel, surtout en ce qui regarde les intoxications.

Je ne puis ici que mentionner le traumatisme au sujet
duquel j'entrerai dans des considérations thérapeutiques d'un genre particulier.

Cette revue rapide des conditions étiologiques sous
l'influence desquelles se développe le plus souvent l'épilepsie montre donc qu'avec un peu d'attention il est
presque toujours facile de remonter à ses sources, à ses
causes que l'on ignorait presque toujours autrefois.

Mais si, dans certains cas, cette notion étiologique
nous donne des indications spéciales au point de vue
du traitement — dans l'épilepsie liée à la syphilis par
exemple, — il n'en est pas moins vrai que pour les
autres, qui sont la très grande majorité, la cause reste
unique et le traitement aussi. Qu'il s'agisse d'un accouchement laborieux, de convulsions infantiles, de certaines intoxications ou infections de l'adulte, la lésion
qui s'est produite se juge, en fin de compte, par une

moelle épinière. *Nouv. Iconogr. de la Salpêtrière*, 1896. Obs. X,
p. 141.

sclérose cicatricielle des régions encéphaliques épileptogènes. Cette cicatrice provoque l'épilepsie par un
mécanisme particulier, toujours le même, qu'il nous
faut maintenant bien connaître parce qu'il commande
le traitement, que c'est à lui que la thérapeutique doit
s'adresser pour en faire disparaître les effets.

2. — LES CONDITIONS PATHOGÉNIQUES.

Hyperexcitabilité excito-motrice du cerveau. — De
ce qui précède, on pourrait penser que la lésion cérébrale susceptible de se traduire par des convulsions
épileptiques doit posséder une *qualité particulière* pour
produire les accès. Cela est possible dans certains cas,
mais je crois qu'il est préférable d'adopter une autre
interprétation, mieux applicable, à mon avis, à la généralité des faits. Il est vrai qu'il existe encore bien des
inconnues dans cette question de pathogénie cérébrale.

Il est certain, en effet, que nombre d'enfants ou
d'adultes qui, à la suite d'un accouchement laborieux,
de convulsions infantiles ou d'une artérite, firent des
lésions indubitables du cerveau, puisqu'une hémiplégie
a pu persister dans certains cas, n'ont pas et n'auront
jamais d'accidents comitiaux, alors que d'autres sujets,
porteurs de lésions analogues ou qu'il est permis de
supposer telles, seront, immédiatement ou à dates ultérieures, constitués épileptiques.

Dans ces conditions, c'est surtout à la substance
cérébrale elle-même qu'il faut attribuer cette qualité
particulière, susceptible de produire les accès. Nous
la connaissons d'ailleurs. A l'état normal, la fonction
excito-motrice du cerveau tient sous sa dépendance
les mouvements habituels de nos muscles. Lorsqu'elle
s'exalte sans lésions appréciables, dans l'hystérie par
exemple, lors de manœuvres expérimentales chez les
animaux ou chez l'homme, ou quand il s'est fait une épine
cicatricielle, suivie d'épilepsie, elle devient génératrice
d'accidents convulsifs. C'est donc à l'exagération, à
l'exaltation de la fonction excito-motrice du cerveau, à
son *hyperexcitabilité*, qu'il faut attribuer les accès épileptiques dans le sujet qui nous occupe, les causes diverses
que nous venons de signaler ne jouant en réalité, vis-
à-vis d'elle, que le rôle d'agents provocateurs.

C'est à cette opinion que se rangeait déjà Hughlings Jackson qui considérait l'accès d'épilepsie « comme la décharge d'une accumulation de l'excitabilité cortico-motrice exagérée ». De ce fait, la clinique devançait la physiologie puisque, quelques années plus tard Hitzig, qui l'un des premiers fit des recherches expérimentales sur les fonctions corticales, écrivait, d'accord en cela avec H. Jackson, le clinicien : « L'excitabilité de l'écorce, voilà la condition nécessaire et suffisante du phénomène. Selon que cette excitabilité s'exalte ou diminue, l'intensité et l'extension des convulsions varie. »

Le fait est net, c'est l'exagération, l'hyperexcitabilité plus ou moins accentuée, plus ou moins permanente de la fonction excito-motrice qui, sous l'influence des lésions corticales, morbides chez l'homme, expérimentales chez les animaux, produit, avec ses variétés et ses intermittences, les paroxysmes du mal comitial.

Pourquoi donc, j'y reviens, cette hyperexcitabilité existe-t-elle chez certains sujets, se manifeste-t-elle par des paroxysmes, alors que chez d'autres, je l'ai dit, à lésions égales, au moins je le suppose, la fonction excito-motrice reste normale, ne s'exalte pas et s'abstient, pour ainsi dire, de produire des accès ?

Nous sommes là de ce fait, en présence d'un problème de pathologie générale qui serait des plus intéressants à résoudre. Il soulève toute la question de l'*hérédité morbide*, de la *prédisposition du terrain* qu'il est indispensable de considérer quand on parle de l'épilepsie. Cette idée entraîne, en effet, avec elle des conséquences sérieuses quand elle est adoptée dans le sens positif : au point de vue social, parce qu'elle frappe inéluctablement les épileptiques dans leur descendance ; au point de vue médical, parce que, dans ces conditions, elle est aussi peu encourageante que possible dans la mise en œuvre d'un traitement.

Autrefois, en effet, l'épilepsie était, je l'ai dit, considérée comme une maladie *sui generis, essentielle*, toujours *héréditaire*, se transmettant fatalement de génération en génération, sous une forme presque toujours similaire. L'*aptitude convulsivante* servait d'interprétation aux faits très nombreux à la cause desquels on ne savait pas remonter.

Cette conception de l'épilepsie, maladie héréditaire,

troublait singulièrement la conscience publique. Les familles où il existait un épileptique étaient mises au ban de la société comme celles où se trouvait un lépreux, montrées du doigt, stigmatisées. Toute alliance étrangère leur était difficile, sinon impossible, à cause de l'hérédité fatale qui, croyait-on, pesait sur elles. Quant à l'opinion médicale, elle n'était pas beaucoup plus favorable à ces malheureux et n'incitait guère aux recherches de thérapeutique. A quoi bon entreprendre un traitement, « la maladie était dans le sang » et partant incurable. On voit dans quelle triste situation se trouvaient les épileptiques. A vrai dire, ce n'est que dans la dernière moitié du XIXe siècle qu'on fit de sérieux efforts pour essayer de les guérir.

Les recherches expérimentales des physiologistes, les considérations exposées par M. P. Marie au sujet des convulsions de l'enfance, ce que nous avons observé nous-même en ce qui regarde l'accouchement laborieux et la connaissance des causes réelles faciles à déceler que nous montrerons dominant l'étiologie de l'épilepsie des adultes, permettent aujourd'hui d'exonérer, je ne dis pas tous les épileptiques, mais beaucoup d'entre eux de ce fatalisme héréditaire, de cette essentialité qui leur a tant nui, non seulement, je l'ai dit, dans leur condition sociale, mais encore dans l'incitation à la recherche d'un traitement curatif qui, pensait-on alors, ne devait jamais réussir.

Ces notions désespérantes s'effacent maintenant devant la connaissance et la réalité des faits. L'épilepsie, dans la très grande majorité des cas, n'est pas une maladie héritée, c'est un accident. Un enfant qui fait une broncho-pneumonie, maladie fugace, s'il guérit, conserve dans son poumon une cicatrice qui n'aura, pour l'avenir, qu'une très minime importance. S'il localise la même lésion dans son cerveau, la cicatrice persistante exagérera la fonction excito-motrice de la substance corticale et produira des accès épileptiques. Il n'est besoin là, en aucune façon, d'hérédité pour produire les paroxysmes. C'est, pour ainsi dire, une lésion expérimentale qui, de même que chez les animaux de laboratoire, provoque des phénomènes convulsifs. Elle n'est pas plus transmissible à la postérité que les infections passagères qui l'ont déterminée et dont sa cicatrice est le seul reliquat, mal placé en réalité, parce que, du fait de sa localisation même, il est générateur de paroxysmes.

Évidemment l'épileptique est porteur d'une tare et sa procréation ne doit pas valoir celle d'un sujet sain ; mais, frappé dans la majorité des cas par un accident, par une infection fugitive qui se sont jugés par une vulgaire cicatrice épileptogène, il ne doit pas fatalement transmettre son mal, d'ailleurs tout local, à ses descendants. Ce qui le démontre, c'est que l'hérédité similaire est très rare dans l'épilepsie, quoi qu'on ait pu en dire.

L'hérédité similaire de l'épilepsie semble donc aujourd'hui, à la lumière des récentes découvertes qui ont précisé l'étiologie et la nature de cette affection, devoir être peu fréquente. Quant à l'hérédité de transformation, elle devient dans une certaine mesure discutable, étant données, je le répète, les causes accidentelles et fugitives de la lésion elle-même, dont la cicatrice a produit l'épilepsie.

Ceci n'est pas dit pour engager les épileptiques à contracter mariage, à faciliter leur union, affirmer que leur descendance sera indemne de toute tare nerveuse : ce n'est pas là notre pensée. Nous reviendrons sur ce point et donnerons notre opinion qui se basera, en particulier, sur chaque cas individuel. Nous avons voulu simplement démontrer que l'hérédité, au moins similaire, qu'on croyait jadis fatale, n'a pas aujourd'hui l'importance qu'on lui attribuait autrefois, pour le plus grand dommage des épileptiques présents et à venir.

Tout cela est simple et d'une facile interprétation. Ce qui, par contre, dans le domaine clinique, doit nous étonner un peu, je le répète, c'est que très probablement, à localisation et à lésions supposées égales, la même cicatrice, due le plus souvent à l'accouchement laborieux et aux convulsions infantiles, n'entraîne pas chez tous les sujets qui en sont porteurs des accidents convulsifs. Cette observation s'applique également d'ailleurs aux animaux qui ont subi des lésions expérimentales du cerveau, au niveau des régions épileptogènes. Faut-il donc aussi, chez ceux d'entre eux qui présentent des accidents épileptiques, invoquer la prédisposition héréditaire dont on a tant abusé dans l'espèce humaine, pour les besoins d'une théorie ?

C'est absolument inutile. Ne savons-nous pas que, dans ces dernières conditions, la lésion ou sa cicatrice mettent simplement en œuvre la fonction excito-motrice du cerveau et provoquent son hyperexcitabilité qui est génératrice des accidents convulsifs? Il ne s'agit là, en somme, que de phénomènes physiologiques provoqués par une excitation locale, et il est inutile, dans leur interprétation, de faire intervenir l'hérédité.

Les recherches expérimentales et la clinique s'unissent encore ici, nous allons le voir, pour nous montrer qu'on peut faire disparaître cette hyperexcitabilité par un traitement approprié. Cela vaut mieux que de vouer *ab ovo* les épileptiques aux maléfices de l'hérédité et de rester les bras croisés devant une maladie qui réclame des soins et qui, dans un assez grand nombre de cas, a droit à la guérison.

Interprétation pratique de l'hyperexcitabilité excito-motrice. — Les considérations que je viens d'exposer ne sont pas seulement intéressantes au point de vue de la genèse des accès et de la nature réelle des phénomènes épileptiques. Il en découle directement une interprétation très pratique du sens dans lequel doit être dirigé le traitement du mal comitial.

Chez l'homme, comme chez les animaux, la lésion une fois faite, devenue pour toujours indélébile, ce n'est pas, je l'ai dit, à la cause de la lésion, ce n'est pas à la lésion elle-même, que nous devrons pratiquement nous attaquer pour guérir les accidents convulsifs qui en sont les effets. Nous n'avons aucune action sur la cause qui, dans la grande majorité des cas, est le plus souvent depuis très longtemps disparue, sur la lésion qui est devenue une cicatrice. Nous ne pouvons agir que sur les effets, c'est-à-dire sur la mise en action d'une fonction normale du cerveau, de l'excitabilité cortico-motrice qui devient exaltée, pervertie par des modifications anatomiques persistantes et se traduit cliniquement par des accès d'épilepsie.

Il en résulte donc, comme je l'ai déjà dit, aussi bien en théorie qu'en bonne pratique, que le traitement, de ce fait, *devra être le même pour tous les cas d'épilepsie,* — sauf quelques rares réserves que je signalerai bientôt, surtout en ce qui regarde les adultes, — parce que la cause dernière de l'explosion des accès reste unique, toujours la même en fin de compte. Cette cause, je l'ai dit, c'est l'hyperexcitabilité cortico-motrice. Où qu'elle prenne sa source, elle existe toujours et dans tous les cas, elle engendre des accès d'épilepsie; c'est contre elle que devront porter tous nos efforts, afin de la faire disparaître et avec elle les paroxysmes.

Sous ce rapport, de nombreux travaux vont nous éclairer sur les moyens à mettre en œuvre pour la combattre et la rendre inoffensive.

On sait aujourd'hui, par les expériences d'Albertoni, de Luciani, de Seppili et de bien d'autres, qu'il est des agents qui ont la propriété directe de provoquer et d'exalter l'excitabilité cortico-motrice du cerveau et de produire des accès épileptiques chez les animaux : l'alcool, l'absinthe, la cinchonine, la picrotoxine sont de ce nombre.

Contrairement aux premiers, il en est d'autres qui sont capables d'atténuer et de faire disparaître l'excito-motricité cérébrale et d'enrayer son hyperexcitabilité lorsque celle-ci existe : le chlorofome, l'éther, la réfrigération du cerveau par exemple. Et surtout Albertoni a démontré que le bromure de potassium était, à ce sujet, extrèmement efficace et que, si l'on en donnait de fortes doses longtemps prolongées à des animaux, l'excitation électrique expérimentale de la substance corticale n'était plus productrice, chez eux, d'accidents convulsifs, la fonction excito-motrice étant annihilée par le médicament.

Ces constatations, on le comprend, sont extrêmement importantes. Le bromure possède chez l'homme les mêmes propriétés physiologiques que chez les animaux. Si on peut le faire absorber en quantité suffisante pour annihiler l'hyperexcitabilité cortico-motrice dans les cas de lésions morbides, ce qui est le fait le plus fréquent, on obtiendra, ainsi, la cessation d'abord momentanée des accès. On pourra espérer qu'en poursuivant ensuite l'administration longtemps prolongée du médicament, on arrivera enfin à supprimer cette hyperexcitabilité qui est génératrice des convulsions épileptiques, et à guérir ainsi le malade.

Si ce médicament est celui qui convient le mieux à la besogne, comme j'espère le démontrer, c'est à lui qu'il faudra s'en tenir avec persévérance, en observant de

très près les règles d'administration qui favorisent sa
tolérance et assurent les bons effets du traitement.

Comparaison avec l'hyperexcitabilité labyrinthique.
— Je voudrais maintenant faire la remarque de pathologie générale que j'ai annoncée. Elle corroborera, je
l'espère, par comparaison, les considérations dans lesquelles je viens d'entrer au sujet du rôle prépondérant
de l'hyperexcitabilité cortico-motrice sur la production
de l'épilepsie, et aussi sur l'action annihilante qu'a sur
elle un médicament, le bromure, et les bénéfices pra-
tiques qu'on peut retirer de son administration.

Il est une affection révélée par Ménière, mais surtout
étudiée par Charcot : le vertige auriculaire ou labyrinthique, dont les manifestations ont quelques analogies
avec celles de l'épilepsie, tant il est vrai que notre système nerveux ne possède qu'un nombre restreint de
réactions fonctionnelles pour exprimer sa souffrance.

Sous l'influence des causes les plus diverses, nées
tant dans l'oreille externe que dans l'oreille moyenne,
la sclérose en particulier, ou dans l'oreille interne,
pourvu que l'excitabilité labyrinthique soit mise en
œuvre et exaltée, on voit survenir des accès vertigineux
qui par certains côtés, je l'ai dit, ressemblent à ceux de
l'épilepsie, avec lesquels on les a d'ailleurs fort longtemps confondus. Le vertige est à la fois assez fort et
subit pour précipiter les sujets à terre et les faire parfois se blesser au visage : il est suivi de nausées et vomissements. Toutefois, il ne s'accompagne jamais de perte
de connaissance.

Or, de même qu'il est des malades qui ont de la sclérose localisée à la région dite épileptique de l'écorce
cérébrale et ne deviennent jamais épileptiques, il en
est aussi d'autres qui sont porteurs de lésions auriculaires susceptibles de faire naître le vertige labyrinthique
et chez lesquels celui-ci ne se produit pas.

C'est pourquoi Charcot a émis l'hypothèse, à laquelle
j'ai apporté une confirmation (1), que, pour la production des accidents vertigineux auriculaires, il était nécessaire que l'excitabilité normale du labyrinthe fût exaltée

____

(1) Gilles de la Tourette. — Leçons de clinique thérapeutique
sur les maladies du système nerveux, 1898, 7ᵉ leçon : le Vertige de
Ménière et son traitement, p. 269.

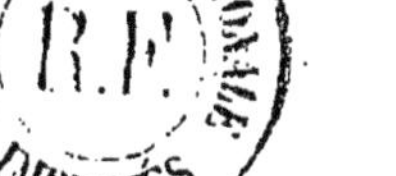

dans ces cas, qu'il existât de l'hyperexcitabilité labyrinthique devenant génératrice des accès vertigineux.

Il a démontré en outre — et c'est là un fait capital dans la question qui nous occupe — que dans beaucoup de cas, sans traiter la cause locale, en intervenant seulement sur l'hyperexcitabilité par l'absorption d'un médicament spécifique dans l'espèce, on pouvait atténuer cette dernière, puis la faire disparaître et avec elle les vertiges. C'est le sulfate de quinine qui jouit de ce pouvoir, de même que le bromure guérit les vertiges et les accès épileptiques en atténuant d'abord, puis en faisant disparaître ensuite l'hyperexcitabilité cortico-motrice, quelles que soient, dans les deux cas, les causes qui ont mis en action cette excitabilité. C'est ce que je vais essayer de démontrer pour l'épilepsie, en adoptant, pour base du traitement, le bromure de potassium, qui donne toujours d'excellents résultats quand il est bien administré.

II. — LA DOSE SUFFISANTE DE BROMURE DANS LE TRAITEMENT DE L'ÉPILEPSIE COMMUNE.

Considérations générales. — Quel est donc le traitement à appliquer à l'épilepsie commune, en dehors peut-être de la syphilis et du traumatisme qui méritent, je l'ai dit, des considérations particulières? Celui-ci est des plus connus et je n'ai même pas la prétention de vouloir le vulgariser. Mon intention est uniquement de le préciser sur quelques points, de l'appuyer sur certains signes d'appréciation jusqu'ici ignorés qu'il me paraît indispensable de bien connaître si l'on veut obtenir un succès.

Je crois inutile à ce sujet de discuter l'opinion de certains auteurs qui, quoi qu'on leur prouve, affirment que l'épilepsie est toujours un mal incurable, qu'on ne sait jamais si, chez un sujet guéri en apparence, une nouvelle manifestation convulsive ne se montrera pas à longue échéance. J'ai, par devers moi, un assez grand nombre d'observations d'épileptiques, indemnes désormais de tout mal depuis de longues années, pour que je puisse considérer leur guérison comme définitive.

En outre, une telle opinion, exprimée vis-à-vis du malade que l'on entreprend de traiter, est décourageante. Si les cas de guérison ne sont pas la règle constante dans un tel mal et sous l'influence du traitement que je vais exposer, ils existent néanmoins sans être une exception. L'amélioration, au moins, se montre presque toujours sous l'influence d'une thérapeutique bien conduite. Il faut avoir confiance en soi-même et dans le traitement et savoir l'inspirer pour diriger et mener à bonne fin une cure toujours longue et parfois pénible qui nécessite l'union intime, l'accord complet entre le médecin et son malade.

Le traitement de l'épilepsie repose tout entier sur l'emploi du bromure, mais il faut encore savoir s'en servir. Ce sont, je le répète, les règles de son usage que je voudrais ici préciser, car je suis intimement persuadé que, entre des mains inexpérimentées ou hésitantes, il ne donne pas les mêmes résultats favorables que lorsqu'il est administré par un praticien exercé à son emploi et qui a confiance en son pouvoir. Le bromure, disait Charcot, ne guérit pas tous les cas d'épilepsie, mais il les modifie presque toujours fort avantageusement. Enfin, comme ma conviction profonde, et qui était la sienne, est qu'en dehors du bromure il n'est pas de salut pour les épileptiques, ce traitement mérite d'être connu dans tous ses détails d'application, car ceux-ci ont la plus grande importance dans l'espèce.

Quelques considérations préliminaires sont ici nécessaires, avant l'exposé de ces règles. D'une façon générale, un traitement bromuré mis en œuvre contre un mal comitial de moyenne intensité, doit durer de deux ans à deux ans et demi, sinon trois ans. Il en est de plus courts, il en est de plus longs, la moyenne est celle que j'indique. On en avertira le malade lors de la première consultation, après qu'on se sera fait une opinion raisonnée sur son cas à la suite d'un examen minutieux, de l'interrogatoire de son entourage, toujours indispensable dans la circonstance. L'épileptique, en effet, peut parfois presque ignorer son mal et n'avoir gardé qu'un souvenir insuffisant de la qualité et du nombre de ses manifestations. Il s'habituera à cette idée d'une thérapeutique qui doit être longtemps prolongée, prendra ses dispositions pour s'y soumettre, surtout quand le praticien lui aura affirmé qu'il rendra le traitement aussi simple, aussi supportable que possible. Dès ce moment, il doit exister, je l'ai dit, entre le médecin et son client, une entente mutuelle, dirigée vers un même but de guérison et faite tout entière de confiance réciproque. C'est un pacte conclu dont les termes doivent être soigneusement observés par les deux parties contractantes.

Traitement dans le milieu familial. — D'une façon presque absolue, le traitement de l'épilepsie doit être entrepris dans le *milieu familial*. Le médecin saura trouver dans l'entourage une personne dévouée qui s'attachera au malade, prendra en main la direction du traitement et, se conformant à ses indications précises, se fera un devoir de l'administrer suivant ses ordres. Cela me paraît presque indispensable et la condition *sine quâ non* de la réussite espérée. Le malade qui se soigne lui-même, qui n'est pas soumis à une direction complète de tous les instants, conforme à celle qui est indiquée par son médecin, manque d'un encouragement qui lui est toujours nécessaire. Il se rebute souvent devant les difficultés du traitement, consulte à tort et à travers et reçoit trop fréquemment de mauvais conseils qui lui sont donnés de toutes parts.

D'une façon générale, le bromure jouit d'une mauvaise réputation dans le public, qui sait que le traitement est souvent difficile, parfois un peu répugnant et toujours prolongé. Le médicament passe pour faire perdre la mémoire, entraver les occupations habituelles en déterminant l'apparition d'un affaiblissement moral et physique, produire des éruptions cutanées qui dévisagent parfois et sont difficiles à guérir. Nous indiquons dès maintenant ces complications pour montrer que nous les connaissons bien. De ce fait il ne faut pas les laisser ignorer à l'épileptique dont nous entreprenons le traitement. Mais il faut lui dire aussi qu'elles sont évitables, que si le bromure a des inconvénients, on peut les rendre assez bénins pour les faire tolérer et, de plus, que c'est une partie définitive que l'on joue, qu'il n'y en a pas d'autre de possible, qu'en un mot, en dehors du bromure il n'est pas de salut.

Dans ces conditions, il y a bien des chances pour que le traitement soit accepté sincèrement, avec ses avantages et ses inconvénients, et généralement une amélioration assez rapide des accidents viendra donner un nouveau courage à celui qui le met en usage.

J'ai dit que l'épileptique devait être, et là seulement, traité dans le milieu familial. Dans ce milieu seul, il trouve tous les soins nécessaires.

La régularité dans l'administration du médicament est, en effet, indispensable; elle ne peut que très difficilement être assurée dans les établissements privés et encore moins dans les établissements publics, par ce fait que le personnel de surveillance y est changeant, occupé de façons très diverses et que les épileptiques y sont en trop grand nombre pour qu'on puisse s'occuper d'eux d'une façon assez continue et attentive pour être fructueuse.

Il sera bon d'engager la personne qui surveille le traitement à tenir un registre des accès, vertiges ou absences, en y marquant, en regard, les doses de bromure absorbées. Ce registre sera présenté au médecin à chaque visite, de façon qu'il puisse se rendre un compte exact du nombre et de la qualité des manifestations, par rapport surtout à la quantité de bromure ingérée. Certains malades ont de la tendance à exagérer le nombre de leurs accidents, tandis que d'autres se disent toujours satisfaits. Je le répète, le traitement ne saurait être trop minutieusement surveillé.

1. — LES RÈGLES D'ADMINISTRATION DU BROMURE.

La première règle à formuler est que le bromure sera administré à doses et heures convenues par le médecin, *sans interruption d'un seul jour*, même et surtout, je dirai pourquoi, pendant la période des règles chez la femme nubile.

A ce propos, dès le début de la cure, on aura soin d'avertir le malade qu'une interruption, même de quelques jours, d'un traitement qui, depuis six mois par exemple, donnait des résultats satisfaisants, est capable de provoquer le retour d'un accès faisant perdre tout le bénéfice d'une thérapeutique déjà longue. Tout est à recommencer. On fera ainsi naître dans son esprit la crainte salutaire d'un retour offensif de son mal, qui l'empêchera de commettre des irrégularités.

Il est une pratique assez souvent conseillée par des médecins inexpérimentés, qui veut qu'on interrompe de temps en temps le bromure, sous prétexte d'en éviter l'accumulation ; elle est tout à fait déplorable et conduit à des résultats désastreux.

Interruption du bromure pendant les maladies fébriles. — Il est des circonstances cependant, je le dis immédiatement, où il faut supprimer le bromure, même au cours d'un traitement qui promet d'espérer un succès, pendant les maladies fébriles intercurrentes par exemple. Depuis Hippocrate qui a montré l'influence de la fièvre quarte sur la disparition des accès épileptiques, de nombreux faits de même ordre ont été rapportés. Portal, Lazare, Rivière, Esquirol ont vu les paroxysmes diminuer et peut-être cesser entièrement à la suite de fièvres intermittentes et d' « accidents fébriles ». Vous trouverez, à ce sujet, de nombreux et précis renseignements dans les thèses de Séglas et de Quériaud, qui ont établi que la pneumonie, l'érysipèle, la scarlatine, le rhumatisme articulaire aigu, la tuberculose pulmonaire à marche fébrile, un anthrax du dos, etc., pouvaient suspendre au moins momentanément les accès.

Comme, dans toutes choses, il y a une mesure, je crois donc qu'au cours d'une maladie fébrile bien caractérisée on pourra supprimer momentanément le bromure, mais je ne pense pas qu'il soit besoin d'en faire autant pour une affection légère et de courte durée. On se basera sur les circonstances, on reprendra le médicament par petites doses au moment de la convalescence, s'il en existe une. En somme, on s'efforcera d'interrompre le moins longtemps possible son emploi et on ne le fera jamais que sur l'indication formelle du médecin.

Chez les femmes, il sera continué sans interruption pendant les menstrues ; je dirai bientôt d'ailleurs comment on doit en régler la dose à ce moment. A ce propos, on doit aussi savoir que si une femme devenait enceinte pendant le traitement, il faudrait également continuer celui-ci sans interruption. Tous les auteurs sont d'accord sur ce point que le bromure est non seulement nécessaire pour la mère, mais encore qu'il n'influence jamais défavorablement l'enfant que celle-ci porte dans son sein.

L'administration du bromure, à part les cas que je viens d'envisager et dans certaines autres conditions assez rares qui seront aussi indiquées, ne sera donc jamais interrompue jusqu'au jour où le médecin aura mûrement décidé de diminuer la dose d'abord, de cesser le traitement ensuite, suivant des règles précises qui seront établies.

2. — LA VALEUR THÉRAPEUTIQUE DU BROMURE.

Je ne crois pas devoir discuter ici la valeur thérapeutique respective des divers sels de bromure. Je rapporterai seulement les faits de ma pratique, qui est celle que m'a enseignée mon maître Charcot. Le bromure de potassium paraît de tous être le plus efficace. Se

basant sur les recherches de Brown-Séquard et de Ball,
qui avaient démontré que l'association des bromures
de sodium et d'ammonium au bromure de potassium,
dans la proportion d'un tiers par rapport à ce dernier,
donnait les résultats les meilleurs, Charcot prescrivait
ces trois sels dans la même préparation, pensant obtenir
ainsi leur maximum d'efficacité.

J'ai pour habitude de les réunir dans la formule suivante :

<pre>
Bromure de potassium........   40 grammes
   —   de sodium..........)
   —   d'ammonium........ | ãa 12   —
Benzoate de soude ....   )
Eau bouillie ou distillée......   1.000 cc.
</pre>

Soit un gramme de bromures associés par cuillerée
à soupe de la solution. Je conseille de prescrire constamment cette même formule qui permet, par le nombre
de cuillerées à soupe ingérées, de savoir exactement
combien le sujet absorbe par jour de grammes du médicament.

Nécessité d'une mesure graduée. — A ce propos, on
se servira toujours de la même mesure pour administrer
le bromure. On emploiera la même cuillère à soupe, qui
contient généralement 15 grammes de la solution, c'est-
à-dire un gramme de bromure. Toutefois, cette mesure
courante ne laisse pas que d'être très infidèle. Toutes
les cuillères à soupe ne sont pas de même contenance.
Il est, de plus, difficile de remplir, chaque fois, une cuillère d'une égale quantité. De ces faits, dans les cas où il
est pris par jour une assez grande quantité de bromure,
celle-ci peut être rendue quotidiennement variable, ce
qu'il faut éviter surtout, quand la dose que je vais
appeler suffisante est atteinte et qu'on doit s'y maintenir pendant un temps assez long. A plus forte raison,
quand il s'agit de doser par demi-cuillerée à soupe ou
demi-gramme de bromure, chez certains sujets un peu
intolérants et particulièrement chez les jeunes enfants.

J'ai fait fabriquer, pour remplacer la cuillère, dans
une intention de mesure exacte, une petite éprouvette
en verre gradué, large d'entrée, très pratique, qui ren-
ferme exactement 15 centimètres cubes jusqu'à la gra-
duation supérieure, ou une cuillerée à soupe de prépa-

ration bromurée ou de toute autre solution. Une division intercalaire portant 7 grammes 50 centigrammes indique la demi-cuilleée à souper ou demi-gramme de bromure.

J'ai dit que le bromure devait être pris à heures convenues; car, chez certains malades, le moment de l'administration peut avoir une assez grande importance.

Deux cas, en effet, sont à considérer : dans le premier, le plus fréquent, les accès surviennent au hasard, à des heures indéterminées. On donnera alors la ration quoti-dienne de bromure en deux fois : le matin au petit déjeuner et le soir après le dîner, ou, de préférence, au moment du coucher. La dose sera divisée par parties égales. Si cette dose était très élevée, de 8 à 10 grammes par exemple, on pourrait la diviser en trois prises au lieu de deux, la seconde étant absorbée à la fin du repas de midi.

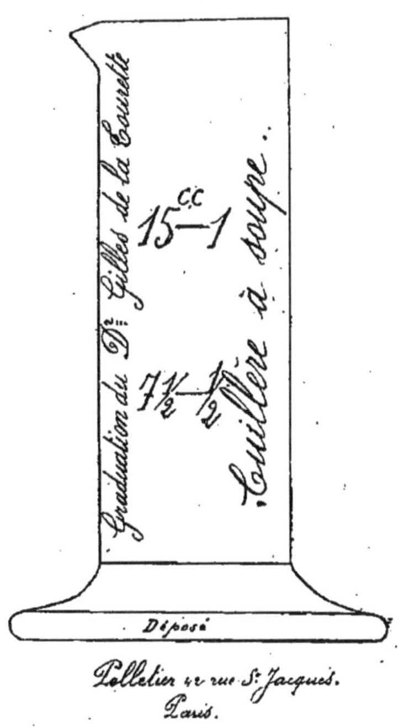

Dans le second cas, les accidents comitiaux reviennent à heures à peu près fixes. On devra alors, si possible, lorsqu'on a noté cette habitude, donner d'un seul coup les deux tiers de la dose, dans les deux heures environ qui précèdent l'apparition présumée de l'accès.

Par exemple, il est des malades chez lesquels les accès sont toujours nocturnes. Si la dose quotidienne est de 6 grammes, on donnera 2 grammes le matin et 4 grammes au coucher. Si les accès reviennent le soir, on fera prendre la plus grande quantité au goûter de quatre heures; ainsi de suite suivant les circonstances. L'essentiel, dans tous les cas, est d'administrer la dose suffisante, et cela sans interruption d'un seul jour. Il est certain que les accès sont favorablement influencés par une forte dose de bromure donnée peu de temps avant leur apparition présumée.

Association d'un antiseptique. — On remarquera encore que, dans la formule que je viens d'indiquer, le benzoate de soude est associé, dans une certaine mesure, à la préparation bromurée. On admet généralement, en effet, depuis les recherches de M. Ch. Féré, que l'adjonction d'un antiseptique au bromure régularise l'absorption de celui-ci, probablement en neutralisant les fermentations intestinales, ce médicament produisant assez souvent une légère atonie de l'intestin. De cette façon, on pourrait modérer quelque peu, et peut-être aussi prévenir, les éruptions cutanées qui sont parfois un obstacle au traitement, par les complications désagréables qu'elles entraînent avec elles et que nous aurons à étudier.

De ce fait, divers antiseptiques ont été préconisés. M. Féré a d'abord conseillé le salicylate de bismuth à la dose quotidienne de 2 grammes, et le naphtol β à la dose de 4 grammes par jour. J'ai essayé de ces deux antiseptiques, mais j'ai dû en rejeter l'emploi. Tous les deux sont à peu près insolubles dans l'eau. On ne peut donc les faire absorber en même temps que le bromure, dans une solution aqueuse, qui est la moins offensante de toutes pour le tube digestif, et doit être préférée dans le traitement des épileptiques. La cure par le bromure étant longue et minutieuse, il est inutile de la compliquer en donnant, d'une part, le bromure en solution, et, de l'autre, un antiseptique en cachets, par exemple. Enfin, le naphtol β et le salicylate de bismuth se dédoublent en phénol qui influence toujours défavorablement l'épithélium du rein, ce qui nuit à la diurèse, qu'il faut constamment chercher à rendre la meilleure possible, de façon à éviter l'accumulation du bromure en favorisant son élimination.

Le benzoate de soude. — Dans ces conditions, je crois qu'il faut choisir un antiseptique soluble, non toxique par son dédoublement, susceptible d'être incorporé à la solution aqueuse bromurée. J'ai fait à ce sujet de nombreuses expériences avec le *benzoate de soude*. Celui-ci est un antiseptique très puissant. Dans le tableau dressé par M. Miquel, où les antiseptiques sont

classés suivant leur force, en progression décroissante,
l'acide salicylique occupe le premier rang, l'acide benzoïque vient le second, l'acide phénique le vingt-qua-
trième. Cela veut dire que lorsqu'il faut un gramme
d'acide salicylique pour empêcher la putréfaction d'un
litre de bouillon de bœuf, 1 gr. 10 d'acide benzoïque
suffisent au même résultat qui n'est obtenu qu'avec
3 gr. 20 d'acide phénique.

Les expériences faites avec l'acide benzoïque ayant
montré qu'il était généralement bien toléré par l'estomac et l'intestin, que non seulement il n'entrave pas
les fonctions rénales, puisque, déjà depuis longtemps,
les benzoates sont employés avec succès dans la thérapeutique des maladies des reins, j'ai donc expérimenté
le benzoate de soude. Je n'ai jamais eu de difficultés à
le faire absorber, car il est presque sans saveur. Comme
je l'ai dit, je pense qu'il évite souvent les éruptions
cutanées en prévenant ou en annihilant les fermentations intestinales. C'est, en outre, un puissant diurétique qui, en favorisant l'élimination du bromure qui
s'est déjà usé dans l'organisme, permet d'en donner
une plus forte dose et d'arriver ainsi à l'établissement
plus rapide de la dose suffisante, celle qu'il faut que le
malade absorbe pour voir, avec le moins grand nombre
d'inconvénients possibles, disparaître les accès. Après de
nombreuses tentatives, je me suis arrêté à la dose de
0 gr. 10 de benzoate de soude par gramme de bromure
absorbé. Comme il est très soluble, on peut facilement
l'incorporer à la solution aqueuse de bromure et le faire
absorber conjointement.

Je l'ai dit, les bromures et le benzoate de soude devront être dissous dans l'eau distillée, les préparations
à base d'alcool étant nuisibles aux épileptiques. L'alcool les excite sans les tonifier, au moins lorsque son
usage doit être longtemps prolongé. On diluera encore
la solution, au moment de son administration, soit dans
un demi-verre d'eau sucrée, soit dans une tasse de til-
leul ou d'un liquide acidulé, agréable au goût. Le lait
est encore le meilleur véhicule à employer. Il a, par lui-
même, une puissance diurétique qui doit en faire recommander l'emploi. Un épileptique adulte, en cours de traitement, doit absorber par jour un litre ou un litre et
demi de lait, quantité qui, pour les enfants, ne devra

pas être abaissée, si possible, au-dessous d'un demi-litre.

3. — L'ADMINISTRATION DE LA DOSE SUFFISANTE DE BROMURE.

A quelles doses journalières et dans quelles conditions de temps le bromure devra-t-il être administré?

La fixation de la dose du médicament est, dans l'espèce, de première importance : elle se base sur l'âge du sujet, sur sa tolérance particulière pour l'agent médicamenteux, sur le nombre et l'intensité des manifestations épileptiques.

A ce propos, je dois entrer dans quelques considérations particulières. Il est des épileptiques que j'hésite, pour ma part, à traiter autrement que par une hygiène bien ordonnée. Chez eux, il n'existe que quelques vertiges, un accès tous les ans et même à intervalles plus éloignés encore. L'expérience a démontré que, pour faire disparaître ces accidents légers et très espacés, il fallait un traitement aussi sévère que dans les cas moyens par exemple. Si par l'interrogatoire ou l'observation déjà prolongée du patient on a pu se convaincre que le mal restait stationnaire, qu'il n'avait pas de tendances à s'aggraver, ce qui est le plus à craindre dans ces circonstances, il vaut mieux, à mon avis, laisser le sujet continuer à avoir par an un accès ou quelques vertiges et absences, que d'entreprendre un traitement qui n'assurera peut-être pas le succès très complet et, dans tous les cas, devra être fort longtemps prolongé. On s'inspirera donc des conditions particulières au cas lui-même, de l'état général du malade, de ses conditions sociales, de son âge. Le tout sera mûrement pesé et réfléchi et l'on verra de quel côté penchera le plateau de la balance.

Variabilité de la tolérance individuelle. — Quels que soient l'âge et le nombre des accès, avant de commencer le traitement il faut, de toute nécessité, s'informer si le sujet à traiter a déjà pris du bromure, à quelles doses et dans quelles conditions. On pourra se faire ainsi, assez vite, une idée sur sa tolérance personnelle pour ce médicament, ce qu'il est indispensable de connaître pour en arriver le plus rapidement possible à la fixation exacte de ce que je vais appeler la *dose suffisante*. Si les renseignements sont insuffisants, si le bromure n'a jamais été administré, on procédera par tâtonnements en observant des règles que l'expérience permet de préciser ; mais, je le répète, la tolérance varie suivant chaque individu, sans qu'il soit toujours facile d'en apprécier les raisons.

Il est certain, par exemple, que les enfants tolèrent beaucoup mieux le bromure que les adultes, par rapport au kilogramme d'individu, car leurs échanges nutritifs sont certainement plus actifs. Vers l'âge de huit à douze ans, époque où apparaissent souvent les premiers accès, on peut fréquemment faire tolérer assez facilement 3, 4 et 5 grammes de bromure, alors que certains adultes et surtout des personnes plus âgées supportent difficilement la même dose.

À ce propos, nous verrons qu'il n'est pas toujours facile de remonter à la source des diverses causes qui rendent certains malades plus ou moins intolérants vis-à-vis du bromure. On devra donc s'assurer, dès le début du traitement, si l'excrétion urinaire est suffisante, s'il n'existe pas d'albumine dans les urines, l'insuffisance rénale déterminant, on le comprend, l'intolérance au bromure par ce fait qu'elle met obstacle à son élimination.

Puisque nous avons parlé de la tolérance aux divers âges, nous dirons que l'intolérance par insuffisance rénale se rencontre surtout chez les épileptiques déjà âgés et artério-scléreux. M. Féré a observé que, lorsque le rein restait suffisant chez ces derniers malades, ils toléraient aussi bien, sinon mieux, le bromure que les adultes, ce qui est assez important à connaître dans l'espèce. Sous ce rapport, il y a toute une expérience à tenter au début du traitement ; il importe qu'elle soit terminée au plus vite, dans l'intérêt du malade.

On se basera donc, pour instituer un traitement bromuré bien compris, chez un épileptique, sur ce fait capital qu'il faut donner au sujet ce que j'appelle la *dose suffisante de bromure*. Elle n'est autre que celle qui atténue suffisamment l'hyperexcitabilité excito-motrice pour faire disparaître les accidents comitiaux sans troubler conjointement l'état général du malade, sans produire des complications qui pourraient rendre le traitement intolérable.

Cette dose doit être très soigneusement précisée : trop faible, elle n'est pas suffisante pour arrêter les accès ; trop forte, elle n'est plus tolérée. Je puis ajouter, à ce propos, que j'ai vu des cas au cours d'un traitement, où le bromure étant donné en trop grande quantité, le premier résultat était la réapparition des accidents qu'on voulait guérir. C'est une intoxication qu'on produit alors, au lieu et place d'une action médicamenteuse.

S'il existe des sujets assez nombreux prenant le bromure avec peu d'enthousiasme, il en est d'autres, par contre, qui, devant les effets favorables déjà obtenus, forcent d'eux-mêmes la dose sans en avertir le médecin, déterminent l'intoxication et voient ainsi, à leur grand étonnement, reparaître les accès. J'ai observé plusieurs faits de ce genre. Il faut donc que les malades soient bien avertis, qu'en aucun cas, ils ne pourront transgresser ou modifier les prescriptions du médecin, mais qu'ils devront s'en tenir à la quantité exacte qu'il a prescrite, sans descendre au-dessous et aussi sans la dépasser.

Au sujet de la dose à ordonner au début du traitement, qu'il me soit permis de rapporter le cas suivant, pour montrer qu'il est parfois difficile de ne pas se tromper dans l'appréciation de la quantité de bromure à faire prendre. J'ai donné mes soins à un sujet de trente-cinq ans, fort et bien constitué, qui vint d'Amérique, où il exerçait les fonctions de consul, pour se soigner d'un mal comitial un peu tardif. Les accès étant assez espacés, j'ordonnai 3, 4 et 5 grammes de bromure. Comme le climat de la ville où il résidait l'avait fortement éprouvé par sa température élevée, il résolut d'aller suivre son traitement dans un village de l'Est, à mi-montagne et à température moyenne. Je le perdis de vue. Lorsqu'il revint un mois et demi plus tard, il me dit avoir contracté deux à trois semaines après son départ un embarras gastrique avec très forte dépression physique et mentale. De ce fait, au bout de la quatrième semaine, il avait dû interrompre son traitement. L'absence de fièvre, l'épuisement général me firent nettement porter le diagnostic d'une intoxication bromurée que n'avait pas su reconnaître le médecin qui l'avait soigné. En somme, celle-ci avait été déterminée par une dose de médicament très moyenne et presque toujours bien tolérée à cet âge. Je pourrais rapporter quelques cas du même ordre.

Il en est d'autres aussi qui sont trompés, où se trompent involontairement eux-mêmes, dans l'administration de la dose qu'ils doivent prendre. La préparation, faite dans une autre officine que la fois précédente, peut être un peu différente quant à la quantité de bromure. La mesure dont on se sert habituellement peut avoir été changée et remplacée par une autre plus grande ou plus petite. Si le sujet prend par jour de 6 à 8 grammes de bromure par exemple, en se servant comme mesure d'une cuillère à soupe ordinaire, la dose, si l'on n'y fait pas une grande attention, peut varier quotidiennement de près de 1 à 2 grammes, comme je m'en suis bien souvent assuré. Il vaut donc mieux, dans ces cas, employer une mesure graduée. Il faudra penser et veiller à toutes ces éventualités, car, lorsque la dose suffisante est atteinte, il est nécessaire de s'y maintenir exactement et de ne pas la faire varier dans des proportions qui la rendraient ou trop forte ou trop peu élevée. Dans les deux cas, les résultats seraient défavorables.

Dans ces conditions, si le sujet ne prenait pas actuellement ou n'avait pas pris peu auparavant du bromure, si de ces faits on ne pouvait apprécier la dose qu'il est susceptible de tolérer, il vaudrait mieux commencer le traitement par une quantité de sel inférieure à celle que l'on juge tolérable et arriver progressivement à la dose suffisante. On se basera, je l'ai dit, d'une façon générale, sur l'âge et sur le nombre des accès.

Influence de l'âge. — En ce qui regarde les enfants, ceux-ci, je le répète, tolèrent assez facilement le bromure à des doses relativement élevées, presque aussi bien que les adolescents et les adultes. Chez un sujet de six à huit ans, on pourra presque toujours commencer par administrer 2, 3 et 4 grammes de sel, suivant la méthode progressivement croissante et décroissante que je vais indiquer. Si l'enfant était très jeune ou que les premières prises eussent rencontré chez lui un peu d'intolérance, on pourrait procéder par demi-gramme et donner, entre trois et quatre ans, une dose de 2 gr. 50 ou 3 grammes. Il est rare que cette quantité ne soit pas tolérée à cet âge.

Chez les adolescents de quinze à vingt ans, on pourra, comme chez les adultes, arriver, s'il est nécessaire, à des doses beaucoup plus élevées : à 8, 10 ou 12 grammes, par exemple. Je n'ai jamais dépassé qu'une fois 14 grammes chez un sujet de dix-huit ans, mais il s'agissait là d'un cas tout à fait exceptionnel.

Le *nombre des accès* n'a pas l'importance de l'âge. J'ai déjà dit qu'il était des épileptiques que je refusais presque de traiter parce qu'ils présentaient des crises très espacées, et qu'il faut opposer à ces manifestations une dose de bromure aussi élevée que celle que l'on doit employer contre des accidents beaucoup plus multipliés. Dans les deux cas, que les accès soient nombreux ou rares, c'est toujours la même quantité qu'il faudra atteindre. J'ajoute, cependant, que chez les sujets ayant des accès multipliés et sériés, on sera autorisé à essayer d'arriver rapidement à cette dose, alors qu'on agira avec plus de prudence dans les cas moyens et surtout à accès rares.

4. — L'ÉTABLISSEMENT ET LE MAINTIEN DE LA DOSE SUFFISANTE.

Prenons maintenant un cas moyen et voyons comment il nous faut agir pour établir la dose suffisante et la faire convenablement tolérer.

Je suppose que nous soyons en présence d'un sujet de dix-huit à vingt ans, qui ait, par mois, trois ou quatre accès complets, indéniables comme nature, avec morsure de la langue, miction involontaire, perte complète de connaissance, et, en plus de ces accès, quelques absences ou vertiges. Il s'agit de lui donner la quantité de bromure capable de faire disparaître ces manifestations et insuffisante pour rendre le traitement intolérable dans des conditions que nous allons bientôt préciser.

On procédera par tâtonnements et l'on arrivera assez vite à établir cette dose, surtout si l'on emploie la méthode d'administration du bromure à doses progressivement croissantes et décroissantes préconisée par Charcot.

A ce sujet, je dirai que l'expérience avait démontré à mon regretté maître qu'il fallait procéder par *périodes d'administration de trois semaines* à doses croissantes puis décroissantes à raison de 1 gramme par semaine. Toutefois le passage d'une période de trois semaines à une autre, de la troisième à la quatrième semaine par exemple, doit en réalité se juger par la suppression de *deux* grammes de bromure et non d'*un*.

Je suppose que l'on donne pendant la première semaine 3, la deuxième 4, la troisième 5 grammes de bromure, la quatrième on supprimera *deux* grammes et on reviendra à 3, 4 et 5 comme pour la première semaine. On donnera 3, 4, 5 ; 3, 4, 5, et ainsi de suite, sans interruption d'un seul jour, même pendant les règles.

L'expérience a d'ailleurs encore démontré que la suppression brusque de 2 grammes lors du passage d'une période de trois semaines à la suivante n'était pas défavorable au sujet. Elle rend en outre la méthode plus facile à ordonner ; elle évite de commettre des irrégularités. Il sera, nous le verrons, le plus souvent nécessaire d'augmenter ou de diminuer parfois, au cours de la cure, la dose d'ensemble des périodes pour en arriver à la dose suffisante et s'y maintenir. On continuera toujours à se servir de la même formule d'administration 4, 5, 6 ; 4, 5, 6 par exemple, jusqu'au jour où on aura décidé de supprimer définitivement le médicament. J'aurai quelques particularités à indiquer à ce moment, au sujet de cette formule.

Logiquement parlant, on ne peut donc pas dire que la méthode que nous avons adoptée soit d'une façon exacte *progressivement* croissante et décroissante, puisqu'il faut diminuer de *deux* grammes de bromure lorsqu'on passe d'une période de trois semaines à celle qui va suivre. Mais l'usage a consacré, dans l'espèce, cette façon de parler, et je continuerai à l'employer.

La méthode progressivement croissante et décroissante. — Cette méthode a certainement des avantages sur celle qui consisterait à donner tous les jours des trois semaines d'une même période la même quantité de bromure, la dose suffisante une fois obtenue. Portant sur trois semaines à raison d'une augmentation de 1 gramme tous les huit jours, puis d'une diminution de 2 grammes la quatrième semaine, de façon à revenir à la dose première, elle permet de faire tolérer la troisième semaine une quantité de bromure certainement plus forte que si le médicament avait été donné constamment à la même dose. On pourrait toutefois craindre qu'une différence de 2 grammes entre la dose maxima de la première période et la dose minima de la seconde n'eût pour effet que la dose suffisante ne fût plus atteinte la quatrième et la cinquième semaine du traitement par exemple, et ainsi de suite pour les autres périodes de trois semaines. Je l'ai dit, il n'en est rien.

Lorsque le bromure est depuis longtemps absorbé, ce qui est le cas dans la méthode que je décris, l'imprégnation de l'organisme se prolonge encore pendant une période assez longue, même après la suppression brusque du médicament, et à plus forte raison quand il est continué, même à dose un peu inférieure. « Chez un malade qui prenait 5 grammes de bromure de potassium par jour, dit M. Ch. Féré, et qui refusa le médicament, nous en avons trouvé des traces non douteuses dans les urines, le trente-quatrième jour. »

Les doses moindres de la première et de la deuxième semaine peuvent donc être considérées comme la ration d'entretien de la troisième. La suppression de 2 grammes, lors du passage d'une période de trois semaines à la suivante, ne rompt pas la suffisance par suite de l'imprégnation antérieure.

La clinique le démontre, elle aussi, péremptoirement. Dans les observations de guérison que je possède, les accès ont tous disparu sous l'influence de la méthode de trois semaines. Cette disparition n'aurait pas eu lieu si la dose de la première semaine avait été insuffisante. Je montrerai bientôt que cette persistance de l'imprégnation bromurée est rendue très appréciable, *de visu*, c'est le cas de le dire, au cours du traitement, en se basant sur certains signes pupillaires qui nous fourniront un excellent élément d'appréciation pour savoir si l'on doit véritablement procéder par trois semaines, par deux semaines ou s'en tenir toujours à une seule et même dose.

Il est, en effet, des malades qui sont très sensibles au bromure, et une différence de 2 grammes portant sur trois semaines pourrait peut-être, chez eux, faire que la dose suffisante ne fût pas constamment atteinte. Dans ces conditions, si l'on notait une tendance au retour des

accès et la suppression, pendant les semaines de plus
faible dose, des troubles pupillaires que nous allons décrire, on pourrait, je l'ai dit, s'en tenir à deux semaines,
même à une semaine, quitte à augmenter dans ces
derniers cas ou à diminuer la dose adoptée, quelle qu'elle
soit, pourvu qu'elle reste en permanence suffisante.

La dose suffisante pendant les règles. — Au sujet de
cette période de trois semaines, je crois devoir revenir
sur certaines considérations que j'ai déjà exposées.
J'ai dit que, chez les femmes, la médication devait souvent porter sur quatre semaines au lieu de trois. Les
crises, en effet, ont une tendance assez marquée à
reparaître plus particulièrement pendant la période des
règles, sans qu'il soit possible d'en donner des raisons
bien plausibles. Cela se voit d'ailleurs aussi chez les
hystériques. Il faudra donc, dans ces cas particuliers,
s'arranger de façon à ce que la plus forte dose de bromure à administrer coïncide avec les deux ou trois jours
qui précèdent les règles, le temps des règles et les deux
ou trois jours qui les suivent, ce qui fait à peu près une
semaine.

Les règles durant généralement quatre jours, le
mieux dans ces cas sera de prolonger la dose de la
troisième semaine pendant une quatrième, et l'on donnera, par exemple, 3, 4, 5, 5 grammes au lieu de 3, 4,
5, et ainsi de suite pour reprendre.

Si les accès ne revenaient pas plus particulièrement
pendant la période des règles, on s'en tiendrait à la
période habituelle de trois semaines, qui nous semble la
meilleure.

On serait encore autorisé à élever brusquement la
dose d'une certaine quantité si, subitement, pour une
cause souvent inconnue, les accès se montraient plus
nombreux et plus intenses qu'à l'habitude ; s'il survenait un état de mal dont nous exposerons d'ailleurs la
thérapeutique particulière.

De même chez les jeunes enfants, dans un autre ordre
d'idées, quand, par exemple, la tolérance est jugée un
peu difficile, au lieu d'augmenter ou de diminuer de
1 gramme par semaine, on peut, je l'ai dit, agir à l'aide
d'une dose moitié moindre et donner 2 grammes,
2 gr. 50 et 3 grammes. Tous ces cas particuliers sont
susceptibles d'appréciation ; nous y reviendrons s'il y

a lieu ; pour le moment, occupons-nous surtout de savoir comment il faut s'y prendre habituellement pour établir, le plus rapidement possible, la dose qui suffira à faire disparaître les accès sans trop incommoder le malade.

5. — LA DOSE SUFFISANTE EST ÉTABLIE.

Je suppose donc, comme je l'ai déjà fait, que le sujet à traiter prenne, par exemple, 3, 4 et 5 grammes de bromure. Il ne sera revu, à moins de circonstances exceptionnelles, que dans les derniers jours de la troisième semaine, ou même, à la rigueur, à la fin de la sixième. Il faut, en effet, que l'imprégnation par le bromure ait eu le temps de s'effectuer, pour qu'on puisse constater nettement ses effets en toute connaissance de cause.

On pourra déjà, à la fin de la troisième ou de la sixième semaine, si l'on a eu la main un peu heureuse, se faire une idée à peu près exacte de la tolérance du malade. Cette appréciation est tout à fait indispensable, car on peut pendant des mois donner, par exemple, de 3 à 5 grammes de bromure à un épileptique sans influencer les accès, parce que la dose est insuffisante, ou au contraire avoir des désagréments au bout de deux à trois semaines, parce que la dose est trop forte et produit de l'intoxication.

Pour que la dose soit suffisante, il faut que le patient, la semaine où il prend la plus forte dose de bromure, reconnaisse lui-même, pour ainsi dire, qu'il est nettement sous l'influence du médicament, ce qui se traduit, dans la généralité des cas, de la façon suivante.

Il se sent plus lourd et plus fatigué que les semaines précédentes où il prenait une plus faible dose ; il a moins d'aptitude au travail physique, aux occupations intellectuelles. Il dormirait volontiers dans la journée. L'appétit est un peu languissant, la langue légèrement saburrale et étalée ; il existe parfois de la constipation. C'est déjà là un degré un peu avancé de l'imprégnation, je ne dirai pas encore de l'intoxication bromurée. Le principe du traitement, on le sait, est que celui-ci n'entravera pas les occupations habituelles, tant morales que physiques. Si la troisième semaine, celle de la plus

forte dose, le sujet se sent un peu incommodé, il faudra
s'en tenir à cette dose. Pendant les deux premières,
celles où la dose est moins forte, il devra redevenir lui-
même et ne sera pas incommodé par la thérapeutique
instituée.

Les phénomènes auxquels je viens de faire allusion,
sur lesquels doit se baser l'appréciation, sont susceptibles d'interprétation, tant de la part du médecin que
du malade, et surtout de ce dernier. Il est des épileptiques très courageux, extrêmement désireux de guérir,
qui ne trouvent jamais qu'ils prennent assez de bromure. J'en ai vu qui dormaient à moitié debout et dé-
claraient qu'ils se portaient fort bien. Il en est d'autres,
au contraire, qui, prévenus contre un traitement qu'ils
ont déjà subi, sans succès, sous la direction d'une personne inexpérimentée, attribuent au bromure tous les
malaises dont ils souffrent. L'appréciation des phénomènes généraux peut donc, pour toutes ces raisons, être
quelquefois difficile.

6. — LE SIGNE DE LA PUPILLE.

Il est un signe qui lèvera tous les doutes et permettra,
sans que le malade ou le médecin puissent épiloguer, de
savoir si la dose suffisante de bromure est atteinte. Je
désire attirer tout particulièrement votre attention sur
les phénomènes que je vais exposer, parce que je
crois qu'ils n'ont jamais été décrits ou que s'ils l'ont
été, ce que j'ignore, on ne leur a jamais attribué l'importance toute particulière qu'ils méritent dans la fixation
de la dose suffisante.

Au cours du traitement bromuré, lorsque la dose du
médicament reste faible par rapport à la tolérance du
sujet, les pupilles sont en dilatation moyenne, c'est-à-
dire habituelle. Elles réagissent, comme à l'ordinaire, à
la lumière et à l'accommodation. Si l'on porte plus haut
la dose, il arrive un moment où l'on voit les pupilles se
dilater et les réactions lumineuse et accommodative
devenir paresseuses. A un degré au-dessus, les pupilles
ne réagissent plus, ni à la lumière ni à l'accommodation; elles sont, en outre, à leur maximum de dilatation.

C'est au moment où s'établit la lenteur des réactions

que surviennent généralement les quelques phénomènes généraux de dépression physique et mentale que
j'ai déjà signalés. Ils indiquent, avec la dilatation pupillaire, que la dose suffisante est atteinte. Si l'on forçait
la dose, de 1 gramme par exemple, les pupilles ne
réagiraient plus ni à la lumière ni à l'accommodation,
le sujet serait en proie à l'intoxication, qu'il faut toujours éviter pour les raisons déjà données. Phénomène
assez particulier et qui démontre bien, lorsqu'on
emploie la méthode progressivement croissante et
décroissante, que, pendant les deux semaines où la dose
est la plus basse, cette dose, c'est-à-dire l'imprégnation,
est encore suffisante, c'est que, malgré la diminution du
bromure, les pupilles continuent à réagir plus faible-
ment qu'à l'état normal et conservent leur dilatation.

Ce qu'il faut obtenir, c'est la réaction lente avec
dilatation permanente. On peut alors être à peu près
certain que la dose suffisante est atteinte, surtout si
l'on constate, la troisième semaine, les quelques sensations générales dont j'ai déjà parlé. On notera si
les pupilles se maintiennent étales, pour ainsi dire,
pendant la première et la seconde semaine, et l'on aug-
mentera ou diminuera de 1 ou 2 grammes — 1 gramme
est généralement suffisant — si elles tendent à recou-
vrer leurs réflexes ou si leurs réactions disparaissent
complètement, avec dilatation maximum.

Cet état de réaction paresseuse des pupilles à l'accommodation et leur dilatation ne nuisent pas d'ailleurs à la
vue des sujets. Jamais aucun de ceux que j'ai traités,
depuis de longues années, ne s'en est plaint. C'est en les
examinant, d'une façon un peu minutieuse, que j'ai
découvert cette modification qu'il faut produire et maintenir permanente, si l'on veut avoir une bonne garantie
que la dose suffisante est ingérée.

De ce fait, j'ai pu parfois, chez des malades mal
surveillés, qui n'absorbaient pas toute la dose prescrite et trompaient leur entourage et le médecin, ou
étaient involontairement trompés, déceler la supercherie ou l'erreur, en constatant le retour des pupilles
à l'état normal, alors que la dose qu'ils disaient ou
croyaient absorber avait déjà donné et aurait dû continuer à produire de la dilatation pupillaire et des réactions paresseuses.

Les troubles des pupilles qui naissent sous l'influence de l'imprégnation bromurée fournissent encore d'autres indications précieuses en ce qui regarde, je ne dis plus l'établissement, — celui-ci est supposé obtenu — mais bien le maintien de la dose suffisante qu'ils permettent de régler très exactement.

Cette dose n'est pas, en effet, immuable. Au bout d'un certain laps de temps, après deux ou trois mois par exemple, cela dépend de la susceptibilité particulière des sujets, il faut augmenter la quantité quotidienne de bromure de 1 ou 2 grammes, donner par exemple 4, 5 et 6 grammes au lieu de 3, 4 et 5. L'organisme, en effet, s'habitue au médicament, et la dose, qui était suffisante au début d'un traitement, a besoin presque toujours d'être un peu augmentée au cours de celui-ci. Les proportions dans lesquelles elle doit l'être seront facilement appréciables, grâce à l'observation des pupilles et à la constatation des phénomènes généraux. A ce sujet, on peut dire que si, par exemple, la dose suffisante est obtenue très nettement au bout de deux périodes de trois semaines, ce qui représente un mois et demi de traitement, il est rare qu'on ait besoin de l'augmenter de plus de 2 ou 3 autres grammes pendant le reste de la cure.

Je le dirai dans un instant, lorsque le cas est favorable, il faut généralement attendre un an à dater de la disparition du dernier accident : accès, vertige ou absence, avant de commencer à diminuer la dose de bromure. Je suppose qu'à la dose de 3, 4 et 5 grammes les accidents, après s'être espacés, n'aient disparu qu'au bout de six à douze mois, souvent plus tôt, quelquefois plus tard. Ce sera donc environ dix-huit mois ou deux ans après le début du traitement qu'on pourra songer à diminuer la dose suffisante pour arriver à la suppression progressive du bromure. A ce moment, le sujet, qui a débuté par 3, 4 et 5 grammes, prendra généralement 5, 6 et 7 grammes ou 6, 7 et 8 grammes. Mais, je le répète, à 1 ou 2 grammes près, l'établissement définitif de la plus haute dose qui sera prise n'a qu'une importance relative, en ce qui concerne sa fixation immédiate. Elle varie, je l'ai dit, suivant la tolérance des sujets. C'est la dose suffisante qui doit être toujours déterminée le plus vite possible, maintenue et augmentée s'il est nécessaire, en tenant un compte exact des indications que je viens de donner.

Suivons donc le traitement. Je suppose encore une fois, maintenant, que la dose suffisante ait été atteinte après une période de tâtonnements qui n'aura pas dû généralement dépasser plus de deux ou trois périodes de trois semaines. Le sujet doit y être maintenu dans les conditions que j'ai indiquées, en augmentant la prise quotidienne, de temps en temps, de 1 gramme ou plus, par périodes de 3 semaines suivant sa tolérance particulière. Il en est chez lesquels la dose est toujours bien tolérée sans inconvénients généraux ou locaux. Par contre, il en est d'autres aussi chez qui, la dose suffisante une fois atteinte, il survient des accidents généraux et locaux qui peuvent mettre obstacle au traitement. Il faut donc bien connaître tous ces accidents pour les prévenir si possible et les faire disparaître s'ils se sont montrés, tout en continuant le traitement dans les conditions satisfaisantes que j'ai déjà précisées.

III. — LES ACCIDENTS DU BROMURE.

1. — LES ACCIDENTS GÉNÉRAUX DU BROMURE.

Considérons d'abord les *accidents généraux* qui peuvent survenir sous l'influence de l'administration longtemps prolongée du bromure, donné à la dose suffisante.

J'en ai déjà parlé, pour dire qu'il fallait chercher à les produire dans une mesure atténuée au moment de la troisième semaine, lorsque le patient prend la plus forte dose de bromure. Ils consistent, nous le savons, en un peu d'affaiblissement général, moral et physique, de la tendance au sommeil, de la diminution de l'appétit et de la constipation. Je dois ajouter, cependant, que cette dernière peut être le plus souvent évitée par un régime que je décrirai bientôt.

Dans les limites que je viens d'indiquer, ces accidents sont parfaitement supportables et n'entravent en aucune façon la vie physique et morale des sujets en traitement. Mais il n'en est pas toujours ainsi, et, même au cours d'une cure soigneusement surveillée, des accidents généraux, sinon graves, du moins assez sérieux pour faire interrompre l'administration du bromure, ce qu'il faut toujours éviter, peuvent parfois se montrer. J'ajoute que leur apparition est le plus souvent de la faute du médecin.

Il est incontestablement des épileptiques qui sont très sensibles aux faibles doses de bromure, alors que d'autres en absorbent, comme je l'ai observé, les quantités invraisemblables de 14 grammes par jour, sans notables inconvénients.

Chez les premiers, la dose suffisante est difficile à atteindre. On peut observer dès le début du traitement l'exagération de tous les phénomènes généraux que j'ai déjà signalés. Il en résulte un trouble de l'économie qui peut ressembler à un embarras gastrique avec affaissement très marqué, comme chez le malade dont j'ai rapporté l'histoire. L'appétit est nul, la langue sale, très étalée, l'haleine « sent le bromure », la constipation est opiniâtre, le sommeil presque constant, les pupilles dilatées au maximum sans réaction lumineuse ni accommodative. Ces phénomènes, dans quelques cas, peuvent être précédés d'une sorte d'excitation toujours passagère, caractérisée par de la congestion des conjonctives et par un état d'irritabilité. Dans certains cas graves, on voit survenir parfois un peu de fièvre et même de la diarrhée, qui pourraient faire penser à la fièvre typhoïde.

Il est extrêmement rare, j'y insiste, de voir apparaître ces complications générales, qui indiquent une forte intoxication, au début d'un traitement bien conduit. Je laisse de côté les sujets réfractaires au traitement habituel par le bromure, celui que je décris, chez lesquels ce médicament produit parfois de véritables indigestions. Même chez ceux qui sont très sensibles au bromure, en prescrivant de faibles quantités progressivement augmentées, on arrive assez souvent et assez vite à fixer la dose suffisante sans la dépasser, sans provoquer les accidents généraux de l'intoxication.

Ceux-ci ne se montrent guère que chez les malades en traitement depuis assez longtemps, chez lesquels il faut peu de chose pour changer l'imprégnation déjà ancienne en intoxication. Ces patients ont été mal ou insuffisamment surveillés, ou bien ils prennent d'eux-mêmes de trop fortes doses de bromure, dans le but d'arriver à une guérison plus rapide.

Je pourrais citer des exemples dans chacune de ces catégories. J'ai parlé du malade qui s'en fut faire un traitement très modéré dans un village de l'Est, à mi-montagne, où le médecin ne sut pas reconnaître l'intoxication bromurée et l'arrêter à temps en diminuant la dose. J'ai traité une jeune fille qui, dans un déplacement, changea sa cuillère à soupe pour une cuillère à salade en bois, beaucoup plus grande que celle qu'elle employait habituellement, et s'intoxiqua d'une façon assez grave. J'ai vu récemment une jeune femme qui, au moment de diminuer la dose, après être restée plus d'un an sans accès, la porta d'elle-même à un taux trop élevé dans l'espoir de guérir plus vite et présenta des phénomènes toxiques assez sérieux. Enfin, il importe que la préparation soit toujours rigoureusement dosée. Il faudra de ce fait, si possible, la faire exécuter constamment dans la même officine.

C'est dans ces conditions que l'intoxication générale se produit le plus souvent, à part certains cas d'intolérance excessive dont je reparlerai. En somme, elle est facile à prévenir et à éviter si le malade est soigneusement surveillé par un médecin expérimenté. Il est possible, toutefois, qu'elle se montre, même dans ces conditions, si les malades, trop désireux de guérir, je l'ai dit, ont forcé la dose, si la préparation a été préparée à trop haut titre. C'est alors que les symptômes que j'ai décrits, et qu'il doit connaître, mettront vite le praticien sur la voie du diagnostic et lui feront prescrire un traitement approprié.

Si, malgré toutes les précautions prises, les accidents généraux existaient un peu graves, le traitement consisterait en la suppression immédiate du bromure, en une purgation avec régime lacté absolu combiné à l'administration, pendant trois ou quatre jours, de 30 gouttes de teinture de scille et de digitale mélangée, pour exciter les fonctions cardiaques et la diurèse et favoriser ainsi l'élimination du bromure. On devra essayer d'établir exactement la dose à laquelle le médicament a produit les accidents généraux, et aussitôt la convalescence établie, c'est-à-dire au bout de quelques jours, — cela dépend de l'époque où le médecin a été averti de l'apparition des accidents toxiques, — redonner de petites doses afin d'interrompre, le moins longtemps possible, le traitement, surtout si celui-ci a déjà été assez longtemps prolongé. Puis on reviendra peu à peu à la dose suffisante. Le praticien se basera sur ce qui s'est passé pour multiplier les recommandations et exiger que le sujet reste sous sa direction immédiate et soit entouré de personnes sûres qui ne permettront plus de semblables irrégularités. Il s'assurera que le patient absorbe désormais des préparations rigoureusement dosées.

On pourrait, peut-être, juger préférable de ne pas supprimer brusquement toute la dose, de crainte de faire ainsi reparaître les accès. Cette suppression absolue est pourtant la meilleure méthode à employer : c'est elle qui le plus rapidement fait cesser l'intoxication. Nous savons, en outre, que lorsque la dose suffisante est remplacée par une dose trop forte ou toxique, les accès peuvent aussi bien revenir que si le malade ne suivait plus aucun traitement. S'il prend une dose trop faible, ce qui est le cas lorsqu'on lui conserve 1 ou 2 grammes de bromure au cours d'une intoxication par 6 ou 8 grammes par exemple, les accès peuvent également reparaître. Dans ces conditions, il vaut mieux supprimer, d'emblée, complètement le médicament et le reprendre le plus vite possible, aussitôt la convalescence qui, dans la suppression brusque, est beaucoup plus rapide que lorsqu'on maintient des doses inférieures, lesquelles, je l'ai dit, n'ont qu'une action à peu près nulle sur les crises.

Je le répète, de pareils faits d'intoxication sont assez rares. Il faut cependant bien les connaître, de façon d'abord à les éviter, et ensuite, lorsqu'ils se produisent, quelle qu'en soit la cause, à parer le plus vite possible aux éventualités que les accidents généraux entraînent avec eux et dont l'interruption d'un traitement, depuis longtemps prolongé, n'est pas la moindre. L'apparition d'un nouveau paroxysme, soit sous l'influence de l'exagération, soit sous l'influence de la suppression de la dose suffisante, est ce qu'il y a de plus à craindre, car elle fait perdre presque tous les bénéfices obtenus par une cure déjà prolongée.

2. — LES ACCIDENTS LOCAUX OU CUTANÉS DU BROMURE.

A côté des phénomènes généraux qui sont liés à l'intoxication bromurée et nécessitent presque toujours la diminution considérable de la dose, sinon la suppression momentanée du traitement, il est une deuxième catégorie d'accidents, cette fois *locaux*, qu'il faut également bien connaître.

Les accidents généraux, avec un peu d'attention, sont généralement faciles à prévenir, à faire disparaître en abaissant un peu ou en supprimant la dose ; ils ne surviennent guère, je l'ai dit, que lorsque le traitement est institué depuis déjà assez longtemps.

Les accidents locaux sont, par contre, quelquefois précoces, bien que, dans la généralité des cas, ils exigent, pour se produire, une certaine durée de l'imprégnation. De ce fait, ils peuvent coexister avec les accidents généraux, mais, le plus souvent, ils en sont indépendants. Ils sont beaucoup plus directement liés à l'absorption du bromure qu'à l'intoxication réelle par ce médicament. On ne peut toujours se baser sur une dose plus ou moins élevée, la diminuer ou l'augmenter pour en prévenir l'apparition ou les faire disparaître.

Ce qui le prouve, dans une certaine mesure, c'est que M. Féré « a vu plusieurs fois que les accidents de bromisme cutané, sous forme d'acné disséminée, qui se manifestaient avec des doses moyennes de 4 à 5 grammes, disparaissaient sans aucune intervention lorsqu'on atteignait des doses plus considérables ». Ces derniers cas sont certainement rares, et, pour ma part, je ne les ai jamais observés; mais ils pourraient, le cas échéant, entraîner des hésitations. Le bromure n'est certainement pas seul en cause dans ces faits particuliers, car sa diminution devrait atténuer ces accidents ou les faire disparaître, et c'est le contraire qui se produirait. Il faut tenir compte de la prédisposition dite individuelle, qui sert surtout à masquer notre ignorance. Pour toutes ces raisons, quelles qu'elles soient, les accidents cutanés ou locaux, lorsqu'ils existent, rendent plus difficile que les accidents généraux l'établissement de la dose suffisante de bromure.

En effet, je l'ai dit, à part certains cas exceptionnels d'intolérance individuelle, le plus souvent c'est par défaut de surveillance, par ignorance, par supercherie parfois involontaire, que surviennent les accidents généraux. Une fois reconnus, il est en général facile de les faire rapidement disparaître, et quand le traitement est repris, il devient permis d'espérer qu'on pourra revenir assez vite à la dose suffisante, étant donné qu'on aura déjà en main tous les éléments de sa fixation.

Il n'en est plus de même en ce qui regarde les accidents locaux qui empêchent parfois par leur précocité, leur intensité ou leur multiplicité, d'atteindre cet état général un peu particulier de la troisième semaine qui est l'indice le plus certain, avec le signe de la pupille, de la dose suffisante. En réalité, ce sont les accidents locaux qui entravent le plus souvent le traitement.

L'acné bromique. — Ils consistent principalement en

manifestations cutanées qu'il est parfois possible de prévoir à l'avance et de prévenir. Ils surviennent surtout, en effet, chez les épileptiques à peau habituellement grasse, sujets à l'acné. C'est donc l'acné qui se montre le plus souvent, et il est bien rare que le malade le plus tolérant n'en présente pas quelques manifestations plus ou moins discrètes au cours du traitement.

Qu'il existe quelques éléments éruptifs sur le tronc, sur les bras, entre les épaules et sur la poitrine, lieux d'élection habituels de l'acné bromique, cela n'a qu'une importance relative. Mais qu'il survienne, comme il arrive parfois, une éruption confluente de la face avec prurit, non seulement cela compromet l'esthétique du visage chez les femmes, mais encore les boutons d'acné peuvent s'agglomérer, devenir croûteux, suintants et, de ce fait, entraver les occupations habituelles et mettre, de façons différentes, un obstacle absolu au traitement.

J'ai soigné pour des accidents épileptiques assez espacés un jeune étudiant ès lettres qui gagnait sa vie en donnant des répétitions dans un certain nombre de familles. Lorsqu'il en arrivait à la dose de 4 grammes de bromure, qui arrêtait au plus juste ses accès, il survenait chez lui une éruption acnéique du visage qui le défigurait au point qu'on refusait de le recevoir dans les maisons qui lui assuraient le pain quotidien. Il essaya à plusieurs reprises de divers moyens pour conjurer ces accidents et dut se maintenir à une dose inférieure de bromure, suffisante, à la vérité, pour calmer les accès dans une certaine mesure, mais incapable d'assurer la guérison. Les conditions sociales jouent donc, on le voit, un certain rôle dans le traitement des épileptiques.

J'ai soigné, par contre, une jeune fille de dix-huit ans qui, plus fortunée, prit le parti de se retirer à la campagne loin de tous et resta sans sortir pendant près d'un an. Elle cacha ainsi son visage couvert d'acné aux regards indiscrets et eut, par son courage, le bonheur de triompher complètement de son mal. Il lui resta quelques cicatrices marbrées qui ponctuèrent d'abord son visage, mais s'effacèrent à la longue ; en fin de compte, le résultat fut des plus satisfaisants.

Mais il n'y a pas que les conditions esthétiques à considérer. A la rigueur, on peut passer outre avec des soins appropriés. Il est des cas où, avant que la dose suffisante soit atteinte et puisse être maintenue, l'acné prend des proportions très considérables, s'agglomère et produit presque des plaies du visage, du tronc ou des membres, rendant très difficile la continuation du traitement.

L'éruption bromique vraie en placards. — L'éruption peut encore s'accentuer davantage, prendre une autre allure, dès le début de son apparition, et même, aussitôt apparue, revêtir un certain degré de gravité. Dans ces cas, ce n'est pas généralement le visage qui en est le siège d'élection. Il peut y exister conjointement de l'acné, mais le plus souvent l'éruption particulière dont je parle se montre sur les membres et sur le tronc, surtout dans la région moyenne de la face externe et interne des membres inférieurs.

Cette éruption vraiment spéciale au bromure, et qui diffère de l'acné, consiste en de gros placards érythémateux se rejoignant bientôt pour former des nodosités sous-cutanées très douloureuses, spontanément et au moindre choc. Celles-ci se recouvrent de croûtes épaisses qui, quoique très tenaces, finissent cependant par tomber. L'ulcération et la suppuration surviennent alors, empêchant la marche lorsque les nodosités siègent aux membres inférieurs, entravant les occupations habituelles et retentissant sur l'état général.

Ces manifestations se montrent parfois au début du traitement ; d'autres fois, elles apparaissent après plusieurs mois ; elles sont généralement plus tardives que l'acné. Dans tous les cas, leur ténacité est extrême ; elles résistent, le plus souvent, au traitement local le mieux approprié. Bien que généralement plus tardives que l'acné, il est des fois où elles apparaissent déjà avant l'obtention de la dose suffisante de bromure. Il devient alors très difficile de l'établir, si l'on augmente la quantité du médicament qui exagère ces manifestations, ce qui fait que la dose reste insuffisante. Ou bien, si la dose suffisante est atteinte, on a beaucoup de peine à s'y maintenir sans exagérer encore ces inconvénients et les rendre intolérables.

3. — LE TRAITEMENT DES ACCIDENTS CUTANÉS LIÉS AU BROMURE.

Dans ces conditions, le mieux est d'essayer de prévenir leur apparition. Pour ce faire, — et ce que je vais dire s'applique indistinctement à toutes les éruptions liées à l'absorption du bromure, — je prescris à tous les épileptiques, quels qu'ils soient, à moins de considérations particulières, un ou deux bains tièdes savonneux par semaine. Le malade se plongera d'abord dans le bain pendant cinq minutes environ et fera des lotions sur la face et le cuir chevelu, où siègent de préférence les éruptions liées à l'absorption du bromure. Puis, lorsque les couches superficielles de l'épithélium auront été ainsi ramollies, dans une certaine mesure, une personne exercée lui fera des lotions savonneuses par tout le corps, face et tête y comprises. On emploiera de ce fait un savon de toilette qui ne sera pas trop mordant, afin d'éviter l'irritation cutanée ou celle des surfaces qui pourraient être légèrement cruentées. Au bout de huit à dix minutes, le malade se plongera à nouveau dans l'eau, d'où il sortira cinq minutes plus tard pour être soigneusement essuyé et poudré avec du talc ou de la poudre d'amidon s'il est nécessaire. Le bain, ainsi compris, ne devra pas durer plus de vingt minutes en totalité. Sa température ne sera pas trop élevée, elle ne dépassera pas 30 à 32 degrés C., les bains trop chauds, comme tout foyer de chaleur, pouvant provoquer l'exagération de la tension artérielle qu'il faut toujours éviter chez les épileptiques. De plus, le sujet devra toujours être surveillé de près, de peur qu'un accès survenant à l'improviste, il ne coule, ainsi que cela s'est vu, au fond de sa baignoire, où, ayant perdu connaissance, il courrait le risque de se noyer.

Pendant les bains savonneux, le malade devra faire porter les frictions non seulement sur le tronc et les membres, mais encore sur le cou, la face et le cuir chevelu. En outre, il s'astreindra, s'il est sujet à l'acné de ces dernières régions, à faire matin et soir une toilette de la face et de la tête à l'eau tiède, et ajoutera une lotion savonneuse de ces parties à celles qu'il fera les jours du bain. De plus, il lui sera également profitable, deux fois encore la semaine, de décaper pour ainsi dire la peau de la face et du cou, en particulier celle de la région cervicale en bordure des cheveux, où l'acné siège si souvent, avec une flanelle imbibée d'un liquide alcoolique, l'eau de Cologne par exemple. Il pourra terminer ces soins particuliers par un léger massage par pincement de la peau du visage, qui débarrassera les conduits glandulaires de la sécrétion qui s'y accumule, dans ces cas, et favorise singulièrement l'apparition de l'acné.

Si, malgré ces précautions, l'acné se montrait rebelle, on se trouverait bien de faire matin et soir sur le visage une pulvérisation d'une demi-heure de durée avec de l'eau boriquée bouillie à saturation. Je crois d'ailleurs que la nature de la solution médicamenteuse à employer importe peu dans l'espèce. En tout cas, il faut éviter qu'elle puisse produire sur la peau des effets d'irritation. C'est surtout comme bain local prolongé qu'elle doit agir; on pourra donc à la rigueur employer simplement de l'eau bouillie chaude en pulvérisations. Ces considérations de thérapeutique locale s'adressent plus particulièrement aux éruptions relativement bénignes d'acné qui siègent assez spécialement dans les régions que j'ai indiquées.

Le traitement devra être plus actif encore contre ces placards agglomérés qui coïncident souvent avec l'acné, mais peuvent aussi apparaître isolément, si les soins hygiéniques n'ont pu les prévenir.

J'ai dit que ces éruptions siégeaient principalement sur les deux faces des membres inférieurs, au niveau des jambes en particulier. Lorsqu'elles sont constituées à leur summum d'évolution, elles se recouvrent de croûtes épaisses qu'il faudra faire tomber avec des compresses boriquées recouvertes de taffetas gommé, ou des cataplasmes d'amidon cuit et refroidi, qu'on laissera en place pendant la nuit et le jour, si possible. Le jour, on fera, pendant une heure, des pulvérisations chaudes avec l'eau boriquée bouillie ou l'acide phénique à 1 p. 100. Le repos est alors nécessaire, les membres inférieurs restant étendus dans la position horizontale. Dans ces conditions, les croûtes tombent, les plaies se détergent, bourgeonnent et guérissent, mais la guérison de ces manifestations est toujours longue, tant est grande leur ténacité.

Je répète que cette intoxication locale survient parfois avant les quelques phénomènes généraux qui indiquent l'établissement de la dose suffisante et montrent que l'organisme est en voie de saturation. Si l'on insiste pour conserver la même dose ou qu'on l'élève un peu pour atteindre le résultat désiré, les placards éruptifs augmentent de volume, s'ulcèrent et, dans tous ces cas, ont bien peu de chances de guérison. Il existe, on le voit, de ce fait, de grandes difficultés dans l'administration du traitement, qu'on aura tout intérêt, si possible, à prévenir. Si l'éruption, malgré tout, avait fait son apparition, on s'inspirerait des circonstances, en dehors du traitement local approprié, pour s'en accommoder le mieux possible, tout en continuant la médication bromurée dans des limites à fixer pour chaque cas particulier. Heureusement que ces grosses éruptions en placards sont, en somme, assez rares.

Je crois que l'association d'un antiseptique, tel que le benzoate de soude, à la solution bromurée, en permettant d'atténuer au moins les fermentations intestinales, peut, elle aussi, prévenir ou enrayer dans une certaine mesure la production de ces deux variétés d'accidents cutanés. Sous ce rapport, on devra veiller à ce que les fonctions digestives s'exécutent régulièrement, l'administration prolongée du bromure produisant assez souvent de la constipation, bien qu'il existe des sujets dont elle n'influence pas l'intestin. Dans le premier cas, il sera ordonné, une ou deux fois par semaine, un ou deux verres d'eau minérale qui produiront, en dehors des effets d'une purgation vraie, des évacuations suffisantes. Au cours du traitement de l'épilepsie, je l'ai dit, il est nécessaire de favoriser toutes les excrétions.

Toux particulière liée au bromure. — J'ajouterai à cette description des complications locales du traitement bromuré qu'on note quelquefois chez les épileptiques, à une période le plus souvent assez avancée de la cure, une *toux particulière* sur laquelle l'attention ne semble pas avoir été suffisamment attirée. Cette toux sèche et fatigante ne s'accompagne pas d'expectoration. Les malades ressentent souvent une sensation de brûlure et d'irritation dans la région laryngée, le larynx même peut être douloureux à la pression. L'auscultation reste négative. Je suis porté à croire que cette toux est attribuable à une irritation de la muqueuse du larynx et de la trachée, de même nature que les éruptions cutanées, car je l'ai vue plusieurs fois coïncider avec elles.

Elle peut par sa répétition, pendant la nuit en particulier, troubler le repos des malades et, de ce fait, influencer désagréablement l'état général, qu'on a tout intérêt à soutenir chez les épileptiques que le bromure déprime volontiers.

Il faut bien la connaître, car, dans certains cas, elle pourrait faire songer à l'apparition d'une affection pulmonaire, la tuberculose en particulier, et entraver le traitement. Tout récemment une de mes malades, habitant la province, qui se traitait avec un résultat satisfaisant depuis un an et demi, vint me consulter pour me dire que son médecin, en présence d'une toux quinteuse analogue à celle que je viens de décrire, avait jugé bon de lui conseiller d'interrompre son traitement, sans plus s'occuper d'une cure déjà prolongée. Dans ces conditions, tout eût été à recommencer. Il avait ajouté que le sommet droit lui semblait respirer insuffisamment. S'en tenant à ce que je lui avais prescrit de ne jamais interrompre le bromure que sur mon ordre exprès, elle venait me demander conseil. Il existait une éruption assez marquée, mais toutefois tolérable, d'acné sur la face et sur la poitrine, une douleur légère dans la région laryngée spontanément et un peu à la pression. L'expectoration était nulle, les phénomènes d'auscultation et de percussion nettement négatifs.

La pupille chez elle était très dilatée et il existait quelques phénomènes généraux indiquant que la dose était suffisante, sinon plus. Je diminuai d'un gramme la quantité de bromure quotidiennement ingérée; je prescrivis deux inhalations par jour avec des feuilles d'eucalyptus, trente gouttes d'élixir parégorique, le soir en se couchant. J'appris qu'après quinze jours de ce traitement, la toux avait diminué de fréquence et d'intensité, qu'elle n'était plus douloureuse, qu'en somme elle était devenue très tolérable et n'entravait pas le traitement, la dose suffisante une fois reprise.

On agira de cette façon dans les cas analogues. J'ajoute d'ailleurs que, pour ma part, je n'ai jamais vu d'accidents de cet ordre assez marqués pour faire interrompre la cure, ce qu'il faut, je le répète, éviter à tout prix. Je me suis cru toutefois obligé d'insister sur cette « toux d'irritation », comme l'appellent les malades, qui est tout à fait sous la dépendance du bromure, parce qu'elle pourrait, dans certains cas, prêter à une fausse interprétation qui pourrait faire interrompre la cure.

IV. — L'HYGIÈNE GÉNÉRALE DES ÉPILEPTIQUES.

Je suppose maintenant que nous sommes en possession de la *dose suffisante*, que le sujet ne présente pas de
complications générales ou locales qui puissent gêner
le traitement. Comme celui-ci doit être longtemps prolongé, il faut s'efforcer de placer le malade dans les
conditions d'hygiène générale les plus satisfaisantes
qui serviront à le faire le mieux tolérer. Celles-ci sont
un peu particulières chez les épileptiques : elles se
basent rationnellement sur certaines considérations
que je vais exposer.

Autant que possible, l'épileptique devra vivre au
grand air, sortir tous les jours, faire des promenades à
pied et des exercices corporels modérés sans aller jusqu'à la fatigue. Il évitera avec soin le confinement et
surtout le séjour dans un appartement surchauffé. De
ce fait, et pour se garer des variations brusques de température, il se couvrira chaudement la tête et le corps
quand il sortira en hiver et s'habillera légèrement en
été. Dans cette dernière saison, il portera un chapeau
de paille léger à haut fond, blanc de couleur, perforé à
son sommet par un anneau *ad hoc* de façon à permettre
la libre circulation de l'air. De même, il ne devra pas
travailler à côté d'un poêle, d'une bouche de chaleur,
d'un bec de gaz ou d'une lampe à pétrole qui déter-
mineraient chez lui un échauffement trop considérable
de la tête et du corps.

Il est encore établi, par la clinique, que les accès
reviennent plus particulièrement au cours du sommeil
que pendant la veille, probablement parce qu'il existe
toujours un peu de congestion encéphalique dans ce
premier état. De ce fait, l'épileptique devra s'abstenir,
autant que possible, de dormir durant le jour. J'ai
récemment vu un malade, qui n'avait jamais eu depuis
plusieurs années que des accidents nocturnes, prendre

un assez fort accès diurne pendant le sommeil qui, pour une fois, l'avait gagné après le déjeuner.

1. — L'EXAGÉRATION DE LA PRESSION ARTÉRIELLE CHEZ LES ÉPILEPTIQUES.

Il est, en effet, admis scientifiquement aujourd'hui que la pression artérielle est toujours augmentée chez les épileptiques au moment des accès. Il est donc au moins inutile de provoquer cette augmentation dans leurs intervalles. En conséquence, il faut chercher à supprimer toutes les causes qui l'exagèrent à l'état normal et sont, de ce fait, capables de favoriser le retour des accès.

J'entrerai à ce sujet dans quelques considérations physiologiques qui montreront le bien fondé de cette opinion et nous serviront utilement, au point de vue de la prévention et, dans une certaine mesure, de la thérapeutique des accidents convulsifs.

Reprenant les expériences de Vulpian qui avait déjà constaté cette exagération de pression, M. François Franck détermine chez les animaux l'excitation des régions corticales et produit des accidents convulsifs. Il mesure alors la tension artérielle et formule en 1888, dans la séance du 30 juillet de l'Académie des sciences, les conclusions suivantes :

« La pression artérielle tend toujours à s'élever dans les crises épileptiques, tant par l'effet mécanique des convulsions que par l'influence des troubles respiratoires; mais la cause principale de cette élévation tient au spasme énergique des vaisseaux par action vasoconstrictive d'origine centrale. »

Donc, quelle que soit l'opinion qu'on adopte au point de vue pathogénique, Vulpian a établi que la pression artérielle est toujours augmentée pendant l'accès d'épilepsie expérimentale, que cette augmentation provienne directement de l'excitation corticale ou des phénomènes d'asphyxie qui existent pendant le paroxysme.

Ces données expérimentales ont été amplement vérifiées dans le domaine clinique. M. Féré, s'aidant du sphygmomanomètre de Bloch, a recherché, à son tour, quelle était la pression artérielle chez les épileptiques à l'état normal, avant, pendant et après les phénomènes paroxystiques. Il a trouvé que, pendant l'aura, elle pouvait être augmentée de 50, 150 et même 200 grammes par rapport à l'état normal. Au cours des paroxysmes: vertige, accès, ou même exaltation psychique, la pression reste élevée. Après l'accès, sauf quelques cas rares où il existe de l'excitation post-convulsive, il se produit un abaissement très notable de la pression qui peut atteindre 200 grammes et exister encore, à un certain degré, sept ou huit heures après l'accès. A la suite d'états de mal terminés par la guérison, M. Féré a observé plusieurs fois une dépression qui dépassait 350 grammes (1).

Il existe donc toujours une exagération considérable de la pression artérielle pendant les paroxysmes des épileptiques, expérimentalement démontrée par Vulpian et cliniquement par Féré chez les animaux et dans l'espèce humaine.

Les stigmates de sang chez les épileptiques. — Cette notion doit être très présente à l'esprit du médecin, car elle règle les cas d'urgence. L'augmentation de la pression artérielle se révèle d'ailleurs parfois ostensiblement, pour ainsi dire, par des manifestations qu'il est indispensable de bien connaître pour le diagnostic positif de certains cas d'épilepsie qui, sans cela, risqueraient de rester toujours ignorés. Lorsqu'on les constate, elles fournissent, en outre, des indications de thérapeutique un peu spéciales; elles incitent à prendre des précautions contre l'exagération de la tension artérielle plus marquée dans ces cas particuliers, et qui peut devenir alors un danger.

Il n'est pas rare, en effet, de voir apparaître chez certains sujets, au sortir des accès, des sugillations, de véritables ecchymoses siégeant particulièrement sous forme de points d'un rouge noirâtre, d'îlots qui peuvent se réunir en nappes, à la face, au cou et même sur la région thoracique antérieure. J'ai pu, uniquement en considérant ces stigmates, faire à plusieurs reprises le diagnostic d'accès nocturnes d'épilepsie qui étaient jusque-là restés complètement méconnus. Je citerai notamment l'histoire d'une dame de quarante ans environ, qui vint me consulter exclusivement pour des

____

(1) Ch. Féré. — *Les Epilepsies et les Epileptiques*, 1890, p. 217.

manifestations de cet ordre. Le matin, en faisant sa toilette, elle s'était aperçue qu'elle portait autour du cou des taches rouges, ineffaçables par le lavage, qui l'avaient singulièrement inquiétée. Je soupçonnai chez elle l'épilepsie. Elle couchait seule; sa mère resta dans sa chambre et vint m'annoncer, quelques jours plus tard, que sa fille s'était agitée convulsivement pendant la nuit, qu'elle avait eu beaucoup de peine à la tirer du sommeil profond consécutif aux convulsions et que le matin elle avait pu constater encore une fois l'existence des sugillations pour lesquelles j'avais été antérieurement consulté.

Ces stigmates de sang étaient nettement sous la dépendance d'accès d'épilepsie, symptomatiques d'une tumeur cérébrale qui s'accompagna d'une névrite optique et causa la mort, un an plus tard.

Les épileptiques, nous le verrons, peuvent succomber au cours d'un accès et surtout au cours d'une série d'accès ou état de mal. A l'autopsie, on trouve un piqueté hémorragique du cerveau accompagné parfois d'une hémorragie collectée, des ecchymoses sous-pleurales et généralisées aussi dans divers organes. La tension artérielle est donc toujours très exagérée pendant les paroxysmes. Il faudra écarter chez ces malades tout ce qui peut produire et provoquer ainsi l'apparition des accès; essayer de diminuer la tension pendant le paroxysme, surtout si celui-ci est constitué par un état de mal. Et puisque nous savons aussi que la pression est diminuée ou déprimée après l'accident, il importera, à ce moment, de la remonter par des moyens appropriés.

Il faut donc, comme nous l'avons déjà appris, éviter chez eux les causes des variations brusques de la pression artérielle qui pourraient résulter du séjour dans un appartement surchauffé, d'un travail prolongé près d'une source de chaleur trop vive, du passage du froid au chaud et *vice versâ*, du séjour au soleil, la tête insuffisamment couverte, et les empêcher de se livrer au sommeil pendant la journée.

Ce que nous venons de dire s'applique également aux bains à donner, qui, trop chauds, pourraient occasionner, à la sortie, un refroidissement périphérique faisant refluer brusquement le sang vers les organes centraux. Les mêmes considérations concernent l'hydrothérapie froide, les douches, les aspersions qui sont souvent utiles, nous le verrons, comme adjuvants du traitement, mais doivent être judicieusement appliquées.

Dans un même ordre d'idées, le coït devra être évité autant que possible par les épileptiques, car c'est un acte physiologique qui exagère toujours considérablement la pression artérielle, au point de provoquer parfois la rupture d'un vaisseau cérébral.

C'est par suite de l'exaltation de cette pression et des phénomènes asphyxiques, que meurent presque tous les épileptiques au cours d'un accès et surtout d'un état de mal où celle-ci est exaltée au suprême degré. Il est donc inutile de faire naître cette exagération en dehors des crises par quelque cause que ce soit, de peur de provoquer celles-ci avec leurs conséquences. Nous proposerons bientôt une thérapeutique à lui opposer lorsque, malgré nos efforts, elle se sera établie, au cours d'un état de mal par exemple. Nous aurons également alors à parler des moyens à instituer contre la dépression qui la suit et se montre après les accès.

2. — LE RÉGIME ALIMENTAIRE DES ÉPILEPTIQUES.

J'ai déjà parlé de l'hygiène générale qu'il fallait recommander aux épileptiques ; la question qui se pose maintenant est de savoir si l'administration prolongée du bromure, pour être bien tolérée, nécessite l'application d'un *régime alimentaire* particulier. Certainement oui, mais dans des limites qui ne doivent pas être dépassées.

Il faut bien savoir, en effet, que s'il est des sujets, à titre exceptionnel, qui tolèrent très allégrement les plus fortes doses de bromure et voient leur appétit s'en augmenter d'autant, il en est, par contre, d'autres et beaucoup plus nombreux qui, lorsque la dose suffisante est atteinte, ont un appétit languissant, un peu de dégoût pour les aliments, un certain degré d'atonie intestinale. Et dans ces conditions le traitement doit être longtemps prolongé. Un régime un peu particulier deviendra donc nécessaire, mais il ne devra pas bouleverser de fond en comble les habitudes du malade, avec les goûts duquel il faut aussi compter pour le rendre tolérable.

La règle générale qui présidera au régime alimentaire des épileptiques sera de leur donner à manger souvent et peu à la fois. Les repas seront répétés et peu copieux, afin d'éviter les phénomènes congestifs qui suivent presque toujours une absorption trop considérable de substances alimentaires. Les aliments solides, servis à ces malades, devront être très nutritifs sous un petit volume, de façon à ne pas fatiguer les fonctions de l'estomac que le bromure ralentit parfois dans une certaine mesure. On fera également un choix dans les liquides qui assureront la diurèse. Ce régime, en la circonstance, se rapprochera beaucoup de celui que j'ai préconisé dans mes *États neurasthéniques* (1).

Le matin à huit heures, par exemple, on donnera un ou deux œufs à la coque, ou une tranche de jambon ou de viande froide de la veille, avec un peu de pain bien cuit et 150 grammes de thé au lait (100 grammes de lait et 50 grammes de thé noir léger). Le thé remonte légèrement la tension artérielle, toujours un peu déprimée chez les sujets qui prennent du bromure : de même prescrira-t-on, après le déjeuner, une tasse de café léger.

Il ne faut pas oublier cependant que l'exagération de la tension artérielle est défavorable aux épileptiques. Chez les malades à crises fortes et fréquentes, où il existe un véritable éréthisme vasculaire et nerveux, il faudra supprimer le thé et le café ; les stimulants diffusibles étant susceptibles d'augmenter encore cet éréthisme. Alors que chez les épileptiques moyens on peut autoriser l'eau rougie aux repas, le thé et le café légers, à ceux dont je viens de parler on prescrira uniquement de l'eau claire ou du lait qui, je l'ai dit, doit entrer fondamentalement dans le régime de tous les épileptiques quels qu'ils soient, à la dose d'un litre ou un litre et demi dans les vingt-quatre heures, et d'un demi-litre chez les enfants.

Le repas de midi se composera de viandes grillées, rôties ou braisées, de poissons bouillis, de cervelles, de viandes d'animaux adultes, beaucoup plus substantielles et digestibles que les viandes d'animaux jeunes,

(1) GILLES DE LA TOURETTE. — Les États neurasthéniques, 2ᵉ éd., 1900.

dites blanches. D'une façon générale, on remplacera les légumes verts par des légumes secs en purée passée au tamis, de manière à éviter les résidus et par cela même, au moins en partie, les fermentations intestinales. A ces aliments azotés et féculents on joindra les fromages frais non fermentés. On y ajoutera des fruits cuits en compote. Le tout sera arrosé d'eau rougie ou de thé noir léger au lait. A quatre heures, le goûter se fera avec une tranche de pain de Savoie un peu sec et une crème, ou une sandwich avec un demi-verre d'eau rougie ou de thé au lait.

Le dîner de sept heures se composera d'un consommé bien dégraissé, des aliments de même ordre et des mêmes boissons qu'au repas de midi, en les variant chaque jour. Il devra ne pas être trop copieux pour éviter la congestion qui se produit après les repas et pourrait, si elle existait, favoriser le retour des accès souvent nocturnes.

3. — L'HYGIÈNE MORALE DES ÉPILEPTIQUES.

A côté de l'hygiène physique et du régime alimentaire se pose la question de l'*hygiène morale*, pour ainsi dire.

Par exemple, les enfants épileptiques doivent-ils travailler, s'adonner à des travaux intellectuels, faire leurs classes en un mot? Cela dépend de l'âge et de l'état mental et physique du sujet. Jusque vers l'âge de quatre ou cinq ans, il est inutile de forcer un enfant à travailler cérébralement; ses jeux lui suffisent. Un peu plus tard seulement, cette question doit être envisagée.

Il est des épileptiques chez lesquels les lésions corticales produisent un état d'arriération mentale qui rend leur intelligence défectueuse, quand elles ne l'ont pas fait complètement déchoir. A ceux-là, il est inutile de demander aucun effort; il faut s'occuper exclusivement de maintenir leur santé générale en état satisfaisant et de faire disparaître leurs accès.

Il en est d'autres, par contre, dont l'intelligence est complètement conservée et qui méritent d'être traités comme les enfants du même âge, non comitiaux et à compréhension normale. Pour ces derniers, s'il est possible, l'instruction sera donnée à la maison, la crainte de crises en public déterminant parfois chez le jeune sujet une certaine timidité, une appréhension qui nuisent à ses études. D'autre part, ces crises peuvent impressionner très défavorablement les condisciples du petit malade. La nécessité de maîtres particuliers s'impose donc d'une façon générale, d'autant, je l'ai dit, que le traitement doit être suivi dans la famille, vu les soins minutieux à apporter à son administration régulière. Si les crises étaient légères et espacées, si le chef d'institution averti et acceptant — car il en est qui refusent de se charger des épileptiques pour les raisons déjà données — prenait l'engagement que le traitement serait régulièrement administré, on pourrait, les conditions sociales des parents l'exigeant, essayer parfois de l'enseignement en commun et à la rigueur de l'internat. A la condition expresse, toutefois, que l'enfant ne serait pas trop éloigné de sa famille et pourrait être suivi par le médecin habitué à lui donner ses soins éclairés.

Ces conditions ne sont pas toujours faciles à réaliser. Deux fois, j'ai vu l'internat réussir, les soins étant exactement donnés. J'ai dû, par contre, dans de semblables circonstances, refuser de diriger le traitement au cas où le petit malade continuerait à être confié à des mains mercenaires.

On permettra donc aux jeunes épileptiques de s'instruire, sans les soumettre à une culture intellectuelle exagérée. Les enfants, quels qu'ils soient, s'y refusent d'ailleurs presque toujours d'eux-mêmes, et le surmenage ne se montre que dans l'adolescence. Je n'ai jamais remarqué, pour ma part, que des efforts intellectuels modérés eussent agi défavorablement sur le traitement des jeunes épileptiques que j'avais à diriger, quand chez eux l'intelligence était suffisamment conservée pour qu'ils pussent en tirer bénéfice.

Les considérations précédentes s'appliquent également, on le comprend, aux adolescents et aux adultes. Il est de nombreux épileptiques, parmi ces derniers, qui font leurs affaires, dirigent une maison, remplissent des fonctions administratives à la satisfaction de tous et d'eux-mêmes, comme des individus sains : tout dépend de leur état mental. Ici encore, cependant, il y aura des cas particuliers à considérer et chez tous, le médecin s'efforcera de faire éviter la fatigue intellectuelle.

V. — LES ADJUVANTS DE LA CURE
BROMURÉE.

Toutes ces conditions d'hygiène générale, physique et morale étant connues et régulièrement observées, je rappelle qu'il est néanmoins des sujets, peu nombreux à la vérité, chez lesquels le traitement bromuré est toujours très difficilement supporté. N'existerait-il pas, cependant, en dehors de l'hygiène et des précautions déjà prises, des moyens de le leur faire tolérer et d'arriver à la dose suffisante sans laquelle il n'est point de guérison?

Je laisserai de côté les malades chez lesquels le bromure produit, avant ou après l'obtention de cette dose, des éruptions qui, par leur ténacité et leur extension, peuvent mettre un obstacle très marqué au traitement, ayant déjà, autant que possible, indiqué d'une façon précise les moyens à mettre en œuvre pour obvier à ces inconvénients.

Il en est d'autres chez lesquels, en dehors de toutes manifestations locales, le bromure, dès le début de la cure occasionne aussitôt des phénomènes d'affaiblissement général, de dépression morale et physique qui forcent presque ces malades à garder la chambre. Malgré l'apparence, ces cas sont moins défavorables que ceux auxquels je viens de faire allusion, et où il existe des accidents cutanés intolérables. En réalité, que la dose soit haute ou faible, elle agit toujours de la même façon favorable si elle est suffisante, et chez les sujets dont je parle il suffit généralement d'une faible dose. C'est chez eux qu'il faudra donner d'abord de petites quantités de bromure, augmenter au besoin par demi-gramme comme chez les jeunes enfants et se tenir prêt à diminuer la dose si l'état général se ressentait trop vivement de l'absorption du bromure. Avec un peu d'attention et de doigté on réussira généralement, je l'ai dit, à éviter les accidents généraux.

L'hydrothérapie froide. — Cependant, il est un adjuvant qui, dans ces circonstances, peut faciliter la tolérance en relevant l'état général qui se déprime facilement sous l'influence du bromure : j'ai nommé l'hydrothérapie froide et chaude.

On donnera tous les matins après le petit déjeuner une douche en jet brisé, à la température de 10° à 12° C., sur les parties antérieure et latérales du tronc, la colonne vertébrale, en terminant par le plein jet sur les membres inférieurs et les pieds. La tête devra être épargnée.

Après la douche, le sujet fera une courte promenade un peu active, ou se remettra quelques instants dans son lit pour favoriser la réaction générale qui doit toujours s'établir. Chez les malades où ne se montre pas une sensation de bien-être, de chaleur généralisée aussitôt après la douche, on devra cesser l'usage de cet agent thérapeutique qui serait alors au moins inutile. En refroidissant le corps sans le réchauffer, la douche produit un afflux du sang des parties périphériques vers les régions centrales du corps, vers les viscères, et nous avons dit qu'il fallait éviter toutes les causes de congestion ou d'exagération de la pression artérielle.

Malheureusement, les sujets dont nous parlons, et qui sont le plus souvent des enfants ou des adolescents lymphatiques, réagissent aussi mal à l'eau froide qu'à l'égard du bromure qui les déprime.

Pour certains qui tolèrent mal la douche, chez lesquels celle-ci ne produit que du refroidissement, on pourra essayer d'un moyen un peu moins violent et donner d'abord de l'eau tiède, toujours sous forme de douche, pour en arriver, au bout de quelques séances, à l'eau progressivement refroidie à 10 ou 12°. Cette dernière pratique nécessite une installation spéciale qu'on ne trouve guère que dans quelques grandes villes privilégiées.

On pourra aussi remplacer la douche par un enveloppement à la même heure avec un drap un peu usé, trempé dans un seau d'eau froide, à demi tordu, puis appliqué sur la face postérieure du corps et l'enveloppant tout entier. On fera des frictions à la main sur le drap dans toute son étendue, pendant une minute à

une minute et demie, puis un fort essuyage au moyen
d'une serviette-éponge. Ce procédé réussit assez souvent ; il est d'une application plus facile que le précé-
dent et je l'ordonne volontiers.

L'hydrothérapie chaude. — Enfin, en éliminant les
douches chaudes pendant toute leur durée, qui n'ont
aucune utilité, on pourra encore donner, par semaine,
deux bains à 34° ou 35° avec 2 kilogrammes de gros
sel, aromatisés avec 150 grammes d'eau de Cologne,
dont il existe des préparations analogues toutes faites
dans le commerce. Ou mieux encore, si possible, des
bains d'eau de mer chaude en baignoire, si l'on habite
près du rivage. On prendra, bien entendu, toutes les
précautions dont j'ai déjà parlé quand on donnera un
bain à un épileptique.

Dans ces conditions, l'hydrothérapie est dans beaucoup de cas, et en particulier dans ceux que je viens de
signaler, un bon adjuvant du traitement. Froide et
donnée nettement dans un but adjuvant de thérapeutique particulière, elle tonifie, excite l'appétit et les
sécrétions, favorisant ainsi l'élimination du bromure.
Mais elle ne doit pas être appliquée sans discernement
à tous les épileptiques réactionnels ou non, car en
réalité, je le répète, elle n'est qu'un adjuvant de la
cure et n'a aucune action sur le mal lui-même, qui
reste exclusivement tributaire du bromure.

Les injections sous-cutanées de sérum artificiel chlo-
ruré ont été également préconisées dans le même but
de lutter contre l'affaiblissement général dû à l'absorption du médicament. Je les crois inutiles, et aussi trop
coûteuses, sans compter que leur action est plus que
problématique. Elles compliquent un traitement déjà
difficile et peuvent être facilement remplacées par
l'hydrothérapie froide et l'absorption d'une certaine
quantité de lait par jour, qui remontent la tension
générale et favorisent les excrétions et surtout l'élimination du bromure.

|LES CAS EXCEPTIONNELS D'INTOLÉRANCE POUR LE BROMURE.

J'arrive enfin aux cas exceptionnels, aux épileptiques qui ont pour le bromure une répugnance invin-

cible, aux intolérants chez lesquels se montrent, pour la moindre dose absorbée par la bouche, de l'embarras gastrique et même des vomissements.

Dans cette même classe, je placerai d'autres sujets plus exceptionnels encore qui, en somme, tolèrent le bromure à une dose paraissant suffisante et chez lesquels, dans ces conditions, les accès ne semblent être, en aucune façon, améliorés ou même influencés.

Lorsque les adjuvants physiques dont je viens de parler auront été mis en œuvre sans le moindre succès, faut-il désespérer et refuser pour toujours à ces malheureux malades le bénéfice d'une médication qui d'ordinaire modifie si favorablement les accès?

L'administration du bromure par la voie rectale. — Je ne le crois pas, pour ma part, car il ne faut abandonner la partie que lorsque tous les moyens de traitement auront été essayés et épuisés, et j'estime que l'on pourra, dans ces cas, recourir à certain procédé de médication qui m'a parfois donné des résultats que je n'hésite pas à qualifier de très encourageants.

Je fus appelé, en avril 1899, vers onze heures du soir, près d'un jeune homme qui, quoique ayant suivi depuis plusieurs années un traitement bromuré assez rigoureux, avait eu, la veille de ma visite, dix-sept accès subintrants avec fièvre. Dans la journée où je le vis, douze accès s'étaient déjà montrés. Il était impossible de lui faire absorber quoi que ce fût par la bouche. Le coma, les dents serrées, étant presque permanent, je prescrivis immédiatement deux lavements de 125 grammes, renfermant chacun 3 grammes de bromure associé au benzoate de soude, précédés d'un remède évacuateur et donnés dans le décubitus horizontal. J'ajoutai une injection sous-cutanée de 50 centigrammes de caféine pour lutter contre la dépression artérielle qui était très marquée.

Sous l'influence de ce traitement, les accès disparurent, ou du moins il ne s'en montra que deux très légers dans les vingt-quatre heures qui suivirent. Le lendemain, le patient put s'alimenter avec du lait, du bouillon et des œufs. Sachant que d'ordinaire il tolérait très mal le bromure par la bouche, je continuai la thérapeutique par la voie rectale, à la dose de 5 et 6 grammes par jour.

Il y a plus d'un an et demi que je le soigne : il a eu
en tout deux accès complets dans les trois premiers
mois du traitement, beaucoup moins forts que ceux
qu'il présentait antérieurement. Actuellement, il n'a
plus que de rares vertiges et je ne désespère pas du
succès.

J'ai essayé deux fois, chez lui, de reprendre le bromure à la dose de 4 et 5 grammes par la voie buccale.
J'ai vu reparaître des vomissements, des vertiges et
surtout une dépression générale qui m'engagèrent à
reprendre immédiatement l'administration du bromure
par le rectum, qui m'avait si bien réussi.

Ce qui montre bien que l'action du bromure administré de cette façon est effective, c'est que j'ai remarqué chez ce malade, et je le suis depuis un an et
demi, que le médicament absorbé par cette voie donnait lieu aux mêmes phénomènes généraux que chez les
sujets qui le prennent par la bouche : un peu de dépression générale la semaine de la plus forte quantité, la
dose suffisante étant atteinte, de la dilatation pupillaire avec lenteur des réactions lumineuse et accommodative. A un moment donné, vers le sixième mois,
cette dilatation s'accentua concurremment avec les
phénomènes généraux, et les vertiges revinrent plus
rapprochés. La dose de bromure était devenue un peu
trop forte ; de 4, 5, 6 grammes, je la fis descendre à
3, 4 et 5 grammes. L'état général redevint bon, les vertiges s'espacèrent, et c'est la dose que le malade prend
encore aujourd'hui sans le moindre inconvénient. Le
bromure, qui n'était pas toléré par l'estomac, fut parfaitement supporté par le rectum. Son action fut efficace sans adjonction des phénomènes fâcheux qui
avaient failli faire interrompre un traitement devenu
désormais favorable et qui antérieurement, on l'a vu,
n'avait pas su prévenir un état de mal de très grande
gravité.

J'ajoute que, malgré cette très grande amélioration,
l'état mental de mon malade est resté un peu faible
comme il était auparavant, comme il avait toujours été
depuis l'enfance. Le bromure n'a pas le pouvoir de
refaire aux épileptiques les cellules pensantes que la
sclérose cérébrale épileptogène a détruites. Les lésions
occasionnent, chez certains, de l'insuffisance mentale,

en même temps que le caractère devient difficile, irritable et parfois impulsif. Le bromure est cependant favorable dans ces conditions, car, en éloignant les accès, il fait disparaître l'affaiblissement mental qui les suit d'ordinaire et lorsqu'ils sont rapprochés, persiste dans leurs intervalles. De ce fait, il permet, dans une certaine mesure, le relèvement moral et physique et améliore la situation du sujet, à quelque point de vue qu'on l'envisage.

Dans ces conditions, sans que l'intelligence devienne en réalité beaucoup meilleure qu'avant le traitement, les malades qui souvent restaient confinés à la chambre, tristes et abattus, toujours sous le coup de l'anéantissement qui suit les accès récents et répétés, dans l'angoisse de ceux qu'ils savent devoir revenir à bref délai, se remontent un peu, reprennent courage au prorata de leurs facultés mentales. Ils s'adonnent à quelques occupations, regagnent un peu de gaieté, et leur existence devient plus sortable que celle qui était auparavant leur triste apanage.

La technique de cette administration particulière du bromure est, en réalité, des plus simples. La dose quotidienne du médicament, jugée suffisante, est donnée en deux fois, par exemple. On ajoute à un lavement de 125 à 150 grammes d'eau bouillie 3, 4, 5 cuillerées à soupe de la solution bromurée représentant 3, 4, 5 grammes de bromure associé par gramme à 10 centigrammes de benzoate de soude. Le premier lavement est donné, après un remède évacuateur, dans la position horizontale, le malade restant au lit encore une demi-heure après son administration. Le second lavement est donné le soir, après le coucher, dans les mêmes conditions. Pour assurer leur conservation, on devra administrer les lavements médicamenteux à l'aide d'une seringue spéciale munie d'un long embout en caoutchouc, d'une contenance de 125 à 150 grammes, et non avec un irrigateur.

Il résulte donc de ce que je viens d'exposer que, dans les cas exceptionnels où l'on aura déjà jugé, par la pratique, que le bromure ne pouvait pas être efficacement toléré par l'estomac, à cause des inconvénients généraux ou locaux qu'il produisait alors, et qui étaient insupportables, ou ne donnait pas les effets satisfaisants qu'on est habituellement en droit d'en espérer, on pourra parfaitement, par la voie rectale, atteindre la dose suffisante et s'y maintenir avec de bons résultats.

J'ai remarqué, en outre, que parfois certains des sujets ainsi traités pouvaient sans inconvénients, au bout d'un temps variable, reprendre et tolérer par la bouche 1 ou 2 grammes de bromure, qui diminuaient d'autant la dose à absorber en lavements.

J'ai prescrit plusieurs fois cette médication particulière et j'ai toujours pu la faire bien tolérer chez des sujets qui étaient rebelles à l'absorption du bromure par la bouche. J'en ai retiré de très bons résultats. J'ai cru remarquer, à ce propos, que pour en arriver à la dose suffisante, il fallait donner 1 ou 2 grammes de bromure de plus que si on avait employé la voie buccale. Il existe à ce sujet quelques difficultés d'appréciation. Celles-ci n'ont, d'ailleurs, aucune importance pourvu qu'on en arrive à la dose suffisante, en considérant les phénomènes généraux et les signes fournis par les pupilles, qui sont, je l'ai dit, les mêmes que ceux que l'on observe, lorsque le bromure est absorbé par l'estomac.

Ce procédé d'absorption du bromure, qui, autant que j'ai pu en juger, ne me paraît pas avoir été suffisamment signalé et surtout précisé, est sujet à des applications assez nombreuses, et, de ce fait, n'est en aucune façon négligeable. Je l'ai dit, il m'a rendu, dans plusieurs cas, les services les plus signalés. J'ajoute, ainsi que je l'exposerai bientôt, qu'il me paraît fondamental, dans le traitement des états de mal où il devient nécessaire d'intervenir, et d'une façon rapide, pour parer aux éventualités souvent très graves que ces états entraînent avec eux.

VI. — LE TRAITEMENT DES ACCÈS ET DE L'ÉTAT DE MAL ÉPILEPTIQUES.

On pourra, peut-être, s'étonner que je n'aie pas encore parlé de la thérapeutique à instituer, lors des accès isolés et aussi des accès sériés qui constituent l'état de mal. Ces derniers comportent, par eux-mêmes, un certain degré de gravité immédiate. C'est que la médication à opposer aux phénomènes paroxystiques ne vient qu'en seconde ligne dans la cure générale, la seule qui soit à prescrire contre l'ensemble du mal comitial. L'accès n'est qu'une explosion de ce mal qu'on ne peut arrêter, lorsqu'elle est commencée. Il faut donc essayer de la prévenir. Aussi, en dehors du traitement général qui ne tend qu'à faire disparaître les accès, avons-nous indiqué une série de règles d'hygiène destinées au moins à éviter leur provocation.

1. — LE TRAITEMENT DES ACCÈS ÉPILEPTIQUES.

Il n'en reste pas moins que l'accès une fois apparu, il est parfois nécessaire de parer à quelques éventualités qui dérivent momentanément du paroxysme luimême. Si la thérapeutique, dans les crises simples, ne trouve guère à s'exercer, nous verrons, par contre, qu'elle peut rendre de grands services dans les accès sériés, et surtout dans l'état de mal qui est leur maximum d'expression.

Il ne sera donc pas question, ici, des accidents dits du petit mal, absences et vertiges, qui, par leur courte durée et l'absence de toute gravité, ne méritent aucune thérapeutique particulière. A ce sujet, je ferai remarquer que Charcot enseignait que, dans tout traitement qui avait tendance à réussir, ces accidents légers disparaissaient toujours les derniers. Le bromure, en effet, influence d'abord les accès complets ; il en diminue l'intensité, puis le nombre. Quand les accès sont

en voie de disparition, les vertiges et les absences s'es-
pacent à leur tour, puis disparaissent dans les cas heu-
reux. Mais il faut, pour les faire cesser définitivement,
continuer le traitement à des doses parfois aussi élevées que lorsqu'il existait encore des accès. Il faudra en avertir les malades qui, voyant disparaître les
crises, accidents graves, et persister dans une certaine
mesure les vertiges et absences, accidents légers, pourraient se décourager en pensant que le traitement ne
donne pas les résultats espérés.

Les accès d'épilepsie survenant le plus souvent d'une
façon brusque, inopinée, leur brusquerie même d'apparition interdit d'établir une thérapeutique préven-
tive, en dehors, bien entendu, du traitement régulièrement institué et des règles d'hygiène générale qui sont
utiles à observer pour empêcher la provocation des
paroxysmes, dans certaines conditions déjà indiquées.

Quelquefois, cependant, les crises sont précédées
d'une *aura*, mais celle-ci est rarement prolongée. Cette
aura est surtout marquée dans les cas d'épilepsie partielle sur lesquels je reviendrai, mais elle n'est elle-
même jamais assez longue dans l'épilepsie commune,
pour permettre une intervention efficace au moins par le
moyen de la cure générale, qui reste toujours le meilleur de la thérapeutique.

Il est cependant quelques sujets, dont l'accès complet
est précédé parfois, un ou deux jours avant son explosion, de certaines sensations générales particulières au
malade : un peu d'embarras gastrique avec inappé-
tence, par exemple. Certains ne s'y trompent pas. On
pourra alors augmenter temporairement la dose, la
porter, par exemple, jusqu'à celle qui est prise pendant
la troisième semaine, si l'aura se montre pendant la
première ou la deuxième. On veillera toutefois à ce que
cette dose ne soit pas trop élevée, son exagération
pouvant produire l'intoxication et provoquer les crises
que l'on veut éviter. On se basera, pour l'apprécier sur
l'état général et surtout sur les phénomènes pupillaires
que j'ai indiqués. En réalité, je le répète, il y a peu de
chose à faire, à moins que l'aura ne soit très prolongée,
ce qui est exceptionnel. Je rappelle les précautions
qu'il y a à prendre vis-à-vis de certaines femmes, chez

lesquelles les accès reviennent plus particulièrement pendant la période des règles.

Durant le paroxysme, il faudra surtout surveiller le sujet, l'empêcher de se blesser pendant les convulsions toniques et cloniques des deux premières périodes, le déshabiller et le maintenir sur son lit, dégrafer ses vêtements de façon à permettre à la respiration de se faire librement, au commencement comme à la fin de l'attaque.

Sous ce rapport, les épileptiques que l'on sait avoir habituellement leurs accès pendant la nuit devront être l'objet d'une surveillance particulière. Au cours de la crise, ils se pelotonnent quelquefois sur eux-mêmes, s'enfoncent la tête sous l'oreiller ou les couvertures. Les vêtements ou la chemise peuvent brider leur cou et provoquer ainsi des phénomènes asphyxiques qui surviennent d'ailleurs physiologiquement, dans une certaine mesure, pendant toutes les crises comitiales. Il en est certainement qui meurent de cette façon.

La période convulsive de l'accès dure rarement plus de quelques minutes ; elle s'accompagne généralement de morsure de la langue. On pourra essayer de prévenir cette blessure, toujours douloureuse dans les jours qui suivront, en introduisant rapidement, entre les mâchoires, un objet à la fois mou et résistant, un fragment de bouchon taillé en biseau, par exemple. Mais les convulsions générales jointes à la contracture des mâchoires empêcheront souvent son introduction. Si la morsure a eu lieu, on prescrira des lavages légèrement antiseptiques et répétés, pendant le temps que la plaie mettra à se cicatriser.

On sait qu'une assez grande dépression générale, à la fois morale et physique, suit régulièrement l'accès lorsque celui-ci a été un peu fort. L'épileptique devra alors garder la chambre, cesser ses occupations habituelles, s'alimenter si possible fortement avec des substances facilement assimilables : peptones liquides, consommé, marmite américaine, crèmes et lait, viandes grillées. On y ajoutera des stimulants diffusibles, thé ou café légers, pour remonter la tension artérielle à ce moment toujours déprimée.

On veillera surtout, en prévision d'un second ou d'un troisième paroxysme, en particulier si l'on sait à l'avance que les accès ont une tendance habituelle à revenir en séries, à ce que le bromure ne soit en aucune façon interrompu, même pendant la crise si possible.

On n'ignore pas, en effet, que, tout au moins au début du traitement, les accès sont assez souvent sériés chez les épileptiques. Il peut en survenir deux ou trois dans la même journée, ou bien le même nombre se répartit sur une période de deux ou trois jours consécutifs. Ce sont, d'ailleurs, les plus difficiles à faire disparaître.

2. — LE TRAITEMENT DE L'ÉTAT DE MAL ÉPILEPTIQUE.

Dans ces derniers cas, il faut prévoir et craindre l'apparition beaucoup plus grave d'un *état de mal*, c'est-à-dire d'une série d'accès très rapprochés, subintrants pour ainsi dire, parfois très nombreux, s'accompagnant souvent d'élévation de la température, ainsi que l'a démontré M. Bourneville, et qui peuvent parfois mettre la vie du malade en danger. Par leur acuité, leur nombre et leur continuité, ils exagèrent considérablement, nous le savons, la pression artérielle et peuvent déterminer la rupture d'un vaisseau encéphalique productrice d'une hémorragie cérébrale.

Si l'état de mal n'a pu être prévenu, je crois que le meilleur traitement à mettre en œuvre pour l'enrayer et le rendre moins dangereux est de recourir aux lavements bromurés.

Pour établir la quantité de sel à prescrire, il faudra se baser sur la plus forte dose habituellement absorbée par le sujet la troisième semaine du traitement, et si cette dose est largement tolérée, sans trop de crainte d'intoxication, l'augmenter pendant la durée de l'état de mal, qui dépasse rarement à l'état aigu plus de deux ou trois jours, de 2 ou 3 grammes dans les vingt-quatre heures. On agira surtout ainsi, si l'on pense avec nous que la dose donnée en lavements, pour produire des effets égaux, doit être un peu plus élevée que celle qui est ordinairement donnée par la bouche. Entre les séries d'accès, le médicament sera d'ailleurs administré par la voie buccale.

Mais bien souvent le sujet, dans ces intervalles, reste très affaissé, presque dans le coma, refuse même de prendre quelque alimentation, à plus forte raison du bromure; la voie rectale reste donc seule ouverte. A ce propos, on pourra prescrire, outre les lavements bromurés, des lavements alimentaires, ou nourrir le malade à la sonde avec du lait, du bouillon concentré, des œufs battus dans le bouillon. Il importe, au premier chef, de relever les forces si l'état de mal tend à se prolonger. Si les phénomènes asphyxiques étaient très marqués, on ferait respirer de l'oxygène, on pratiquerait la respiration artificielle, des tractions rythmées de la langue et une ou deux injections sous-cutanées d'éther de 1 centimètre cube chacune.

Il ne faudra pas oublier non plus qu'après les états de mal, il existe souvent une forte dépression physique qui s'accompagne de dépression artérielle. Les injections de citrate de caféine seront alors employées, au nombre de une ou deux dans les vingt-quatre heures et à la dose de 0 gr. 50. Elles ne doivent pas être faites dans les périodes intercalaires qui parfois séparent les séries d'accès, mais uniquement lorsqu'on jugera que l'état de mal est terminé, parce qu'elles exalteraient la pression artérielle qui est alors très exagérée.

J'ai supposé jusqu'à présent que le médecin savait, au moins approximativement, quelle dose de bromure prenait ou tolérait d'habitude le malade avant l'apparition de l'état de mal. Il est des cas cependant où, appelé d'urgence et pour la première fois, il se trouve privé de renseignements à ce sujet. L'épilepsie a pu débuter subitement par un état de mal, ou encore le sujet ne prenait que très irrégulièrement du bromure. Il se basera sur le nombre et l'intensité des accès sériés, sur l'âge du patient, sur l'état de la température, pour agir à dose plus ou moins élevées, en se rappelant toutefois qu'il ne faut pas aller jusqu'à l'intoxication, sur laquelle l'état des pupilles pourra d'ailleurs lui fournir des renseignements un peu tardifs en réalité, mais toujours utiles dans la circonstance. Il est difficile de donner des indications générales en ce qui regarde tous ces faits particuliers.

Quelques autres manifestations marchent encore de pair avec les crises, ou les remplacent parfois. Chez certains épileptiques, en effet, l'affection se juge surtout par du délire, de l'automatisme ambulatoire, des impulsions irrésistibles. Mon intention n'est pas ici de les décrire, pas plus que je ne l'ai fait pour les accès et les phénomènes du petit mal. Elles appartiennent plutôt au domaine de l'aliénation mentale qu'à celui de la pathologie nerveuse proprement dite. Le médecin instruit, qui a la prétention de soigner les épileptiques, doit cependant bien les connaître et savoir leur opposer une thérapeutique appropriée. J'estime d'ailleurs qu'en dehors des précautions à prendre contre ces malades qui, parfois, peuvent être dangereux pour eux-mêmes et pour les autres, ces manifestations, dans la majorité des cas, exigent le traitement par le bromure, ordonné sur les mêmes bases que dans l'épilepsie à accès.

Il est une variété de ces équivalents psychiques qui se montre parfois à la fin du traitement, lorsque les accès convulsifs, les absences et les vertiges ont déjà depuis longtemps disparu. J'aurai bientôt l'occasion d'en reparler et d'indiquer la thérapeutique qu'il faut lui opposer.

VII. — LA SUPPRESSION DE LA DOSE SUFFISANTE DE BROMURE.

Ceci dit, après avoir exposé comment il faut procéder pour en arriver à établir et à faire tolérer la dose de bromure qui suffit pour éloigner d'abord, pour faire disparaître ensuite les accès, sans trop nuire à l'éco- nomie générale des sujets et les empêcher de vaquer à leurs occupations habituelles. Après avoir signalé les moyens adjuvants qui peuvent servir à faire tolérer le traitement dans les cas difficiles, et indiqué comment il faut agir chez ceux où l'intolérance est exception- nelle, sous quelque forme qu'elle se présente, je sup- pose que les accès, les vertiges et les absences aient complètement disparu. Que faut-il faire alors?

Supprimer la thérapeutique? En aucune façon. Si on agissait ainsi, il est certain qu'un paroxysme ne tar- derait pas à reparaître, et alors tout serait à recommen- cer. On continuera tout simplement à surveiller le trai- tement et à faire tolérer au malade, dans les meilleures conditions, la dose suffisante de bromure. On se basera, puisqu'il n'existe plus de crises ni de petit mal, sur l'état général et surtout aussi sur les signes fournis par l'état des pupilles, qui seront d'une très grande impor- tance dans l'espèce.

A ce propos, je dois faire remarquer que la dose jus- qu'ici jugée suffisante aura certainement besoin d'être un peu augmentée pendant cette période où il n'existe plus d'accidents, où la maladie est étale, pour ainsi dire. L'organisme s'habitue au bromure et il faut tou- jours craindre la venue d'un nouvel accès qui serait désastreuse. Je dois répéter, d'ailleurs, que cette aug- mentation n'est jamais de grosse importance : 1 ou 2 grammes, 3 au maximum, à dater du moment où s'est montré le dernier accès, jusqu'au jour où l'on décidera de commencer à diminuer la dose pour en arriver à la suppression définitive du bromure.

PÉRIODE DE DIMINUTION ET DE SUPPRESSION DE LA DOSE SUFFISANTE DE BROMURE.

Quand faut-il commencer à diminuer le bromure? J'ai pour règle presque absolue de n'abaisser la dose suffisante qu'un an après la disparition de la dernière manifestation du mal comitial, quelle qu'elle ait été : état de mal, accès, absence ou vertige. Peut-être pourrait-on commencer vers le huitième ou le dixième mois si, avant et pendant le traitement, les crises avaient été légères et espacées. Chaque cas, à ce sujet, mérite une appréciation particulière. On n'a aucun intérêt à aller trop vite ; il faut à tout prix éviter le retour d'un accident, si petit qu'il soit. On tiendra compte particulièrement de ces considérations, en ce qui regarde les cas où les paroxysmes ont toujours été espacés. Ces derniers, je l'ai dit, nécessitent un traitement aussi sévère et peut-être encore plus prolongé que les cas à accès rapprochés.

Je dois dire, d'ailleurs, qu'à cette époque le traitement est généralement très bien supporté. En considérant la moyenne, on voit que, le jour où s'est montré le dernier accident, les malades prenaient déjà du bromure depuis dix à quinze mois, quelquefois moins, quelquefois plus. Ils se sont habitués au médicament et le tolèrent. On a pu remédier facilement aux accidents généraux dès le début du traitement, en procédant lentement dans l'établissement de la dose suffisante. Quant aux accidents locaux, ils sont ordinairement précoces et ce n'est pas, à cette période, qu'ils se montreront s'ils n'ont pas déjà fait leur apparition et entravé, dans des limites plus ou moins étendues, le traitement.

On dira tout cela aux malades, surtout à ceux qui ont une hâte marquée de cesser la cure. Ce sera un excellent encouragement, pour eux, à la continuer pendant le laps de temps que le médecin seul pourra juger suffisant, sans défaillances qui compromettraient tout le succès d'un traitement déjà si prolongé.

Lorsque, dans ces conditions, les accidents, quels qu'ils soient, n'ont pas reparu depuis une année, on sera en droit de diminuer la dose. On en est alors vers la deuxième année de la cure. Les accès ont mis dix à

douze mois à disparaître, quelquefois plus, quelquefois
moins; on s'en est tenu, pendant un an, à la dose suffisante et, pendant cette période, il n'est survenu aucune manifestation du mal.

Quelles règles à suivre pour opérer cette diminution
qui doit conduire à la suppression définitive du bromure ? D'abord, la diminution doit être progressive,
comme l'élévation a été croissante pour obtenir l'établissement de la dose suffisante. On se basera sur celle-
ci, sur la quantité de bromure absorbée, la troisième
semaine, un an après la disparition du dernier accident, et l'on diminuera de 1 gramme par chaque période
de trois semaines ultérieures.

Si, par exemple, la dose de bromure est de 6, 7 et
8 grammes, la diminution progressive devra porter sur
huit périodes de trois semaines, soit environ six mois.
On donnera donc 5, 6 et 7 grammes pendant la première période de trois semaines de la diminution. On
se rappellera que chez les femmes qui auraient leurs
crises surtout au moment des règles, la période devra
être de quatre semaines comme au moment du traitement où était maintenue, de cette façon, la dose suffisante. D'une façon générale, afin de parer à toute
éventualité, je continue pendant la deuxième période
de la diminution la même dose que pendant la première : le sujet y prendra donc encore 5, 6 et 7 grammes de bromure.

Le malade sera observé de très près, afin de noter
très exactement si une absence, un vertige, ne vien-
draient pas à reparaître, auquel cas il faudrait reprendre
le traitement. Cela se voit surtout chez les sujets à accès
très espacés, qui, je l'ai dit, réclament une thérapeutique
aussi sévère que dans les formes moyennes. J'ajouterai,
d'ailleurs, à ce propos, que dans la cure du mal comitial soigneusement instituée il faut, à chaque instant,
s'inspirer des conditions individuelles que seul un
médecin exercé peut judicieusement apprécier.

Puis on diminuera encore de 1 gramme lors de la
deuxième ou mieux de la troisième période, puisque
j'ai dit qu'il était préférable de ne diminuer que de
1 gramme en six semaines. Le sujet prendra donc 4, 5
et 6 grammes, puis 3, 4 et 5 grammes.

La dose de bromure absorbée devient, dès lors, relativement minime, comparativement à celle que l'on donnait quelques mois auparavant.

Aussi dois-je ici faire une remarque. C'est parfois le malade qui demande à aller moins vite dans la diminution progressivement décroissante. Il tolère très facilement la dose actuelle qui va, d'ailleurs, en diminuant toutes les trois semaines. Il a appris à avoir confiance dans le bromure qui a d'abord espacé les crises, puis les a fait disparaître. Il éprouve une certaine hésitation à se séparer du médicament, de peur de voir reparaître les accès dont il gardera toute sa vie le terrifiant souvenir.

J'en connais qui, pendant plusieurs mois après la suppression définitive du bromure, ont continué à en prendre de faibles doses, à mon insu, et ne m'ont révélé que, plus tard, cette petite supercherie, qui n'avait d'ailleurs aucune importance. Les uns avaient persisté à en absorber 1 ou 2 grammes par jour; d'autres 1 gramme tous les deux jours, d'autres 1 ou 2 grammes deux fois par semaine. On pourra, si l'on veut, procéder ainsi par quelques interruptions et reprises successives, avant de supprimer les deux derniers grammes.

En résumé, la durée du traitement par le bromure d'un cas moyen, qui marche progressivement vers la guérison sans trop d'inconvénients, sera environ de deux ans à deux ans et demi. On comptera dix à douze mois pour en arriver à la suppression des accidents, un an de période étale, et six mois de diminution progressive. Quelquefois les accès disparaissent complètement dès le début de la cure lorsqu'on a eu la main heureuse et que la dose suffisante a été rapidement atteinte. Sa durée en est d'autant diminuée.

Je donne ici les résultats de mon expérience personnelle, au sujet d'un traitement qui, je l'ai dit, est toujours rendu varié, quoique restant au fond le même, de par les conditions individuelles. Je ne parle, bien entendu, que des cas favorablement influencés, car malheureusement, il en est qui sont rebelles au traitement pour les diverses raisons d'ordre général ou local que j'ai déjà exposées. Je considère cependant ces cas comme exceptionnels, comme beaucoup moins nombreux qu'on a pu le dire. C'est dans ces circonstances que trouvent très fructueusement à s'exercer les qualités du médecin qui a appris à bien connaître la thérapeutique à opposer à l'épilepsie, s'y exerce tous les jours — car ce n'est pas une maladie rare à rencontrer, — en sait tous les détours, et lui oppose tous les adjuvants qu'il possède dans les cas difficiles ou exceptionnels.

Les équivalents psychiques après certains cas de guérison. — En dernier lieu, je désire attirer l'attention sur un cas particulier que j'ai déjà signalé dans une autre publication, relative, elle aussi, au traitement de l'épilepsie (1). « Il est des malades, y disais-je, qui ont vu disparaître leurs accès sous l'influence du bromure et véritablement n'ont plus besoin du médicament. Ils sont guéris et, quoi qu'on ait pu en dire, la guérison est réelle. Je pourrais en citer plusieurs chez lesquels elle se maintient ainsi assurée depuis des années.

« Mais il en est d'autres aussi — et ce sont ceux-là que j'ai principalement en vue en ce moment — qui, à la vérité, sont guéris de leurs accès, mais chez lesquels se développe, dans ces conditions, un état mental particulier. Ils n'ont plus de paroxysmes, mais leurs crises ayant définitivement disparu, leur état psychique s'est modifié. Ils sont coléreux, irascibles, et présentent de plus, par intervalles, des exaltations passagères de cette excitation cérébrale qui est devenue, pour ainsi dire, leur état normal. Ils semblent, de ce fait, revenus à cette période agitée de l'enfance qui a précédé, parfois pendant des années, l'apparition des accès francs.

« Chez ces sujets, l'administration continue du bromure ne donne plus de résultats bien marqués. Il n'en sera pas de même, toutefois, si vous prescrivez le médicament par périodes interrompues coïncidant avec les phases d'excitation cérébrale dont je viens de vous parler. Administrez dans ces cas le bromure à la dose de 3 à 4 grammes par jour, par exemple, pendant quinze jours consécutifs, jamais moins, quelquefois un mois, et vous obtiendrez de bien meilleurs résultats que si vous n'aviez pas interrompu le traitement. Commen-

---

(1) GILLES DE LA TOURETTE. —Leçons de Clinique thérapeutique sur les Maladies de système nerveux. — Diagnostic et traitement de l'épilepsie, 3° leçon, p. 152 ; in-8°. Paris, 1898.

cez le dès que vous soupçonnerez que l'excitation va se produire, et ne le cessez que quinze jours environ après que cette dernière sera définitivement tombée.

« Vous le voyez, le traitement du syndrome épilepsie n'est pas chose facile. Il exige, de la part du malade une grande soumission aux prescriptions du médecin et, de la part du médecin, non seulement une certaine pratique de la médication, mais encore une observation constante du sujet, une attention de tous les instants, nécessaires pour mener à bien une cure dont, je vous l'ai dit, le bromure fera presque toujours, à lui seul, tous les frais. »

Lorsque le bromure aura été complètement supprimé, l'épileptique qui est guéri de ses manifestations convulsives ou autres ne devra pas, pour cela, négliger complètement les règles de l'hygiène un peu particulière qui lui avaient été prescrites. Il continuera à vivre au grand air, à éviter les endroits surchauffés. Il veillera à la régularité des fonctions digestives et intestinales. Il se gardera de la fatigue morale et physique.

Le mariage des épileptiques. — Il en est chez lesquels il ne reste véritablement rien de leur mal et qui vivent dès lors de la vie commune, ordinaire. Bien des questions peuvent alors se poser, et l'une des plus graves est celle du *mariage*, lorsqu'ils sont encore jeunes. A ce sujet, il est difficile d'émettre une opinion générale, car chaque cas doit être considéré en particulier. Il faudra tenir compte des conditions tant physiques que morales inhérentes à chaque sujet. Les conditions sociales interviendront souvent aussi dans la solution de ce problème qui, autrefois, était toujours tranché par la négative. Il est vrai qu'alors l'épilepsie était considérée comme une maladie essentielle, *sui generis*, justiciable presque toujours, en cas de mariage, de l'hérédité similaire ou au moins de l'hérédité nerveuse de transformation.

Aujourd'hui, je l'ai dit, la question se pose d'une façon un peu différente. L'épilepsie n'est plus la maladie fatale que l'on pensait alors, c'est un accident dans la majorité des cas. Mais c'est un accident grave qui, même lorsqu'il est, ou mieux lorsque ses effets sont guéris, ne laisse pas moins une cicatrice dans le cerveau de l'ancien malade. Entre l'épileptique guéri de ses accès et dont l'état mental est bien équilibré, et celui qui, ayant, lui aussi, vu disparaître ses crises, a conservé l'état mental dont j'ai parlé, il y a de grosses différences à établir. Chaque cas porte donc avec lui son propre enseignement.

La seule règle que l'on pourrait formuler et que, pour ma part, j'ai plusieurs fois mise en pratique, c'est de ne jamais autoriser le mariage que cinq ans, je ne dis pas après la disparition du dernier accès, mais bien après la suppression de la dernière prise de bromure. Dans ce cas, on sera assuré, autant que possible, que les accès ont disparu pour toujours, et l'on sera fixé sur les équivalents psychiques, sur les reliquats mentaux que l'affection laisse parfois après elle.

Certaines nécessités sociales engageront quelquefois le médecin à se montrer moins restrictif dans son autorisation : c'est encore là affaire d'appréciation. En réalité, d'ailleurs, cette autorisation ne sera guère sollicitée que dans les cas où l'on sait qu'elle peut être accordée. Dans les autres, on s'en passera généralement, et ce sera tout bénéfice pour le médecin de ne pas avoir à donner son avis.

VIII. — LE TRAITEMENT DE QUELQUES VARIÉTÉS D'ÉPILEPSIE.

Jusqu'ici nous avons envisagé le mal comitial le plus habituel, celui qui tire le plus souvent son origine d'un accouchement laborieux et des convulsions infantiles qui ont laissé des cicatrices cérébrales génératrices d'accidents convulsifs ultérieurs.

Épilepsies de l'adulte. — Il est d'autres épilepsies nées, non plus dans l'enfance, mais dans l'âge adulte, à la source desquelles il est généralement plus facile de remonter encore. En considérant leurs causes, on verra que, à l'inverse de ce que nous avons établi pour le mal comitial né dans l'enfance, il faudra parfois avoir recours à des traitements différemment variés qui s'appliqueront à ces causes elles-mêmes et non à leurs effets convulsifs. Cependant, bien souvent on devra, en fin de compte, en arriver au traitement bromuré, comme dans l'épilepsie des premières années. Il est donc indispensable d'entrer dans quelques considérations au sujet de ces cas particuliers.

Il est certainement nombre d'alcooliques qui, sous l'influence du poison, font de la sclérose des artères cérébrales et des lésions encéphaliques génératrices de l'épilepsie. Évidemment la condition primordiale du traitement sera de supprimer l'agent toxique, toute boisson distillée ou fermentée. Mais il est bien rare que, lorsque les accidents convulsifs se sont produits, au moment où l'on est appelé à les traiter, les lésions cérébrales ne soient pas déjà irrémédiables. Elles ne peuvent plus disparaître, même si la cause première est alors radicalement supprimée. Dans ces cas, comme dans bien d'autres que nous allons étudier, c'est encore, je l'ai déjà dit, après un certain temps de suppression de l'élément toxique qui n'aura donné aucun résultat quant aux accidents convulsifs, au traitement bromuré qu'il faudra recourir et l'appliquer dans les conditions que j'ai déjà indiquées. C'est à l'hyperexcitabilité cortico-motrice qu'on devra s'adresser encore une fois, pour les faire disparaître et supprimer, avec elle, les phénomènes comitiaux qui sont sous sa directe dépendance, et non à la cause primordiale qui a produit la cicatrice.

Il en est de même des accidents convulsifs qui surviennent à un âge assez avancé chez les artério-scléreux et constituent l'*épilepsie* dite *sénile*.

1° Épilepsie syphilitique. — Par contre, où un traitement particulier trouve surtout ses droits, c'est lorsqu'il s'agit d'accès d'épilepsie chez des *syphilitiques*. Ces manifestations ne sont point rares et méritent partant d'attirer notre attention.

Les recherches anatomo-pathologiques de mon maître, le professeur Cornil, ont montré, je l'ai dit, jusqu'à l'évidence, que le processus syphilitique localisé sur les artères produisait deux variétés de lésions. La première, manifestement spécifique, se juge par une infiltration gommeuse des parois. Lorsqu'elle porte sur les artères cérébrales, elle peut déterminer des lésions en évolution qui sont productrices de l'épilepsie. Quand celles-ci sont rapidement reconnues par la recherche des antécédents et l'appréciation des manifestations cliniques qui sont sous leur dépendance, elles deviennent entièrement justiciables d'un traitement particulier qui n'a rien à faire avec l'administration du bromure.

On peut encore à ce moment, en employant à la fois le mercure et l'iodure en quantités suffisantes, faire disparaître l'artérite gommeuse avec les accidents qu'elle a occasionnés et qui sont souvent des paralysies, l'hémiplégie en particulier, s'accompagnant parfois d'accès d'épilepsie partiels ou généralisés. Si l'intervention thérapeutique a trop tardé, les lésions s'installent à l'état permanent, deviennent cicatricielles, le traitement spécifique n'a plus aucune action et c'est, en fin de compte, au bromure qu'il devient désormais nécessaire d'avoir recours.

Les deux cas suivants corroborent ce que je viens d'avancer. Le premier est d'autant plus intéressant qu'il se rapporte à la syphilis héréditaire. Il a trait à un jeune homme de dix-huit ans dont j'ai déjà esquissé l'histoire. Après des douleurs de tête très violentes dans la fosse temporale gauche, il eut deux accès presque consécutifs d'épilepsie débutant par le membre supérieur droit, se généralisant ensuite presque immédiatement. J'interrogeai sa mère qui l'accompagnait. Elle me répondit que l'accouchement fut normal, qu'elle éleva elle-même son fils au sein et qu'il n'avait jamais eu de convulsions. Elle avait deux autres enfants, bien portants, nés après une fausse couche de six mois.

J'examinai plus attentivement le malade, qui était bien conformé et d'intelligence au-dessus de la moyenne, et je constatai des lésions dentaires qui me firent soupçonner la syphilis héréditaire. Je prescrivis immédiatement un traitement par le mercure et l'iodure de potassium et mandai le père qui ne fit aucune difficulté pour m'avouer qu'il avait eu la syphilis avant son mariage. J'ai prescrit, depuis un an et demi, quatre périodes de traitement de même ordre, et les accidents épileptiques ne se sont jamais renouvelés.

Le deuxième cas se rapporte à un artiste d'opéra que je soigne depuis deux ans environ. Atteint d'hémiplégie droite, au cours d'une tournée, le médecin qui le vit alors ignora probablement sa syphilis et l'envoya faire une cure thermale d'où il revint avec un léger degré de contracture. Il se rendit alors près d'un spécialiste qui s'empressa, avec raison, de lui prescrire un traitement spécifique intensif. Mais les lésions étaient devenues définitives et l'hémiplégie persista. Six mois plus tard, survinrent des accès épileptiques généralisés contre lesquels le traitement mercuriel et ioduré échoua également d'une façon complète. Ses paroxysmes très nombreux, plus encore que son hémiplégie incomplète, mirent tout à fait obstacle à ses occupations au théâtre.

Je le soumis au traitement bromuré qu'il toléra d'abord assez difficilement et que, par suite de fréquents voyages de sa part, je ne pus surveiller que de loin. Aujourd'hui, sous l'influence d'une thérapeutique mieux suivie, les accès se sont beaucoup atténués en nombre et en intensité. Il a pu s'adonner au professorat, organiser des concerts, y prendre même une part assez active, le bromure n'ayant, en aucune façon, altéré sa voix qui est restée fort belle, telle qu'elle était avant l'apparition des accidents dont je viens de rapporter l'histoire.

Je le répète, même dans les cas d'artérite aiguë, il faut intervenir très rapidement par le traitement spécifique, si l'on ne veut pas voir persister les accès épileptiques qui deviendront alors justiciables du traitement bromuré.

A côté de l'artérite gommeuse aiguë, j'ai dit que M. Cornil avait montré que la syphilis pouvait donner naissance à des lésions artérielles chroniques, pour ainsi dire d'emblée, très difficilement différenciables, au point de vue anatomique, de l'artério-sclérose ordinaire. Ce sont celles que l'on rencontre très souvent dans les artérites cérébrales généralisées à évolution assez lente qui, chez les syphilitiques, prennent le masque clinique de la paralysie générale. Elles donnent lieu parfois à des phénomènes de paralysie accompagnés d'accès d'épilepsie. Il ne faudra pas, dans ces cas, négliger le traitement spécifique qui devra toujours être mis en œuvre avec insistance, mais plus souvent encore on devra recourir, pour faire disparaître les accidents épileptiques, à la thérapeutique bromurée concurremment employée. On voit donc qu'en ce qui regarde les paroxysmes comitiaux liés à la syphilis, après avoir essayé sans succès le traitement spécifique, il faudra recourir fréquemment à la cure bromurée dans les conditions que j'ai indiquées, en tenant compte des appréciations que comporte chaque cas particulier.

2° **Épilepsie partielle.** — Au courant des considérations que j'ai déjà exposées, il n'a pas été parlé de l'*épilepsie partielle*, c'est-à-dire des accidents convulsifs précédés d'une aura qui, partie d'une région déterminée du corps, provoque un accès qui se généralise de la façon suivante : face, membre supérieur, membre inférieur, convulsions généralisées ; membre supérieur, face, membre inférieur, convulsions généralisées ; membre inférieur, membre supérieur, face, convulsions généralisées.

On sait qu'il est possible, dans certains cas, d'arrêter l'accès, ou au moins d'entraver sa généralisation, en plaçant, par exemple, sur le bras qui est le siège des premières convulsions, un lien ; en exerçant une assez forte compression. Ce moyen est uniquement palliatif et n'agit en aucune façon sur le mal lui-même.

Dans les cas d'épilepsie partielle, on pensera à la

syphilis et, dans cette hypothèse, si les accidents sont récents, on instituera le traitement spécifique, mais souvent aussi on se trouvera en présence d'une tumeur cérébrale qui pourra être justiciable d'une intervention chirurgicale. Si la syphilis n'existe pas, si la chirurgie est impuissante, c'est encore au traitement bromuré qu'on aura recours pour atténuer au moins les accès.

3° **Épilepsie traumatique.** — Ceci me conduit à dire quelques mots de l'*épilepsie traumatique* et des cas, en général, dans lesquels la chirurgie trouve à intervenir. Il est certain qu'il faut opérer immédiatement lorsque, après une chute sur la tête, il s'est fait une fracture du crâne avec enfoncement des parois susceptible de déterminer l'apparition des accidents convulsifs; lorsqu'il existe des signes incontestables d'une tumeur qui se juge par des phénomènes de paralysie locale et d'épilepsie partielle. Dans ces conditions, on pourra parfois obtenir de bons résultats.

Mais on ne saurait, ainsi que l'a fait M. Lucas-Championnière, préconiser la trépanation contre l'épilepsie généralisée d'emblée, sans signes de tumeur. Celle-ci ne donne, dans ces conditions, que des résultats nuls ou désastreux. J'ajoute même que lorsque cette opération a paru légitimée, à la suite d'un traumatisme par exemple, les résultats peuvent parfois avoir été assez peu satisfaisants pour qu'on doive encore une fois recourir au bromure.

Je soigne depuis deux ans environ un jeune homme qui, à l'âge de douze ans, reçut sur la tête un objet très lourd qui lui occasionna une fracture du crâne avec enfoncement, bientôt suivie d'accidents épileptiques généralisés, intenses et fréquemment répétés.

Il fut opéré trois fois. On enleva d'abord une portion d'os qui n'était plus de niveau avec la surface du crâne et comprimait le cerveau. Une seconde fois, on agrandit le trou de trépanation, une troisième fois on incisa et on libéra la dure-mère qui était adhérente; il conserva ses accès d'épilepsie. Les choses allèrent ainsi pendant près de huit ans; il prit un peu de bromure à doses interrompues. En fin de compte, on vint me consulter pour les accès qui allaient en augmentant. Je le soumis à un traitement bromuré à la dose assez forte de 6, 7 et 8 grammes qui fut scrupuleusement suivi, espaça et fit disparaître presque complètement les accès. Ce n'est pas la guérison, mais la vie est redevenue possible et le malade peut se livrer à quelques occupations.

On voit donc, je le répète, qu'il existe des cas, assez nombreux à la vérité, où, le traitement spécifique et l'intervention chirurgicale ayant échoué, la thérapeutique bromurée s'impose. Le bromure seul devient alors capable d'atténuer et parfois de faire disparaître l'hyperexcitabilité cortico-motrice née de ces diverses causes. Si ce médicament ne guérit que rarement dans ces cas difficiles, on peut espérer au moins qu'il espacera et atténuera les accès.

IX. — LES MÉTHODES DE TRAITEMENT DE L'ÉPILEPSIE AUTRES QUE LA MÉTHODE ORDINAIRE.

En dernier lieu, je poserai la question suivante. Quand la méthode bromurée ordinaire, celle que j'ai décrite, aura complètement échoué dans le traitement de l'épilepsie pour des causes diverses sur lesquelles je crois inutile de revenir, en existe-t-il une autre qui, quelle qu'elle soit, puisse la remplacer et donner de bons résultats ?

Je serai bref, car j'ai déjà laissé pressentir qu'aucune méthode ne valait celle de la dose suffisante et que, lorsque celle-ci avait échoué avec ses adjuvants, surveillée par un médecin expérimenté, le mieux était encore de l'administrer, si possible, à faibles doses par la bouche, ou d'essayer son emploi par la voie rectale. Ce que je vais dire servira au moins à montrer que je n'ignore pas les diverses méthodes qui ont été préconisées et dont la base fondamentale reste d'ailleurs toujours l'emploi prolongé du bromure.

A vrai dire, ces méthodes ne sont pas très nombreuses; je n'en retiendrai d'ailleurs que deux : l'une qui date de sept ans, l'autre qui est toute récente. Bien entendu, on ne serait autorisé à les employer que si la méthode de la dose suffisante, rigoureusement appliquée, avait complètement échoué.

1° **La méthode de Flechsig.** — La première méthode de traitement de l'épilepsie dont j'ai à parler a été préconisée par Flechsig, en 1893. Elle vient justement d'être l'objet d'un travail intéressant de MM. Séglas et Heitz (1) qui m'évitera de prendre personnellement parti dans la question. Elle consiste, disent ces auteurs, « à faire précéder l'administration du bromure de potassium par

(1) J. Séglas et Heitz. — Le Traitement de l'épilepsie par la méthode de Flechsig. — *Archives de neurologie*, vol. X, n° 56, août 1900, p. 81.

celle de l'opium à doses progressives et rapidement élevées. L'opium sous forme d'extrait est ainsi administré au début à la dose de 0 gr. 02 à 0 gr. 05, prise en deux ou trois fois. Cette dose est augmentée ensuite progressivement de manière à arriver, au bout de dix à douze jours, à la dose de 1 gramme ou 1 gr. 25 par jour. Cette dernière dose est continuée pendant six semaines.

« A ce moment, l'opium est brusquement interrompu et remplacé par le bromure de potassium à la dose de 7 grammes par jour. Cette dose de bromure est continuée pendant deux mois, puis réduite progressivement à 2 grammes par jour, quantité moyenne et variable suivant les cas. »

En agissant ainsi, la cure s'accompagne le plus souvent « de vomissements, de constipation opiniâtre, de crises diarrhéiques, d'hallucinations et de délire ». Aussi, pendant sa durée, le repos au lit est-il presque indispensable. « Dans ces conditions, on obtiendrait peut-être des résultats favorables, surtout chez les jeunes gens, beaucoup moins dans le petit que dans le grand mal. » On le voit, c'est l'intoxication qui se montre dans la majorité des cas.

Quelques médecins ont expérimenté la cure de Flechsig. Bien entendu, les avis sont partagés. Il résulte cependant des travaux publiés que la cure est à peu près impossible à suivre. L'opium, à dose suffisante, est difficilement toléré, et la dose de 7 grammes de bromure est passible des mêmes objections chez un grand nombre de malades. En outre, la cure désorganise toute la vie habituelle.

Nous nous en tiendrons, pour démontrer combien, dans tous les cas, elle est inférieure à la cure de la dose suffisante, aux conclusions suivantes de MM. J. Séglas et Heitz, qui nous semblent avoir sérieusement expérimenté la méthode de Flechsig.

« En résumé, disent ces auteurs, de l'ensemble de nos recherches personnelles, nous croyons pouvoir conclure que le traitement de Flechsig n'est supporté que par un nombre restreint de malades. Son administration nécessite des soins et une surveillance tels qu'il est indispensable de placer d'abord l'épileptique dans un milieu spécial; encore reste-t-elle toujours difficile, souvent même dangereuse. Les contre-indications sont

loin d'être récompensées par les bénéfices, somme toute
assez minimes, qu'on en peut retirer et qui ne nous
paraissent pas supérieurs à la cure bromurée simple. »
   Nous pensons qu'il est inutile d'ajouter quelque chose
à ces judicieuses réflexions.

   2° **La méthode de MM. Ch. Richet et E. Toulouse.** —
La deuxième méthode de traitement de l'épilepsie a
été récemment préconisée par MM. Ch. Richet et Toulouse, dans une communication à l'Académie des
Sciences du 20 novembre 1899. Je ne saurais mieux
faire, pour dire ce que j'en pense, que d'analyser le
dernier travail de M. Toulouse lui-même, paru dans
la *Gazette des Hôpitaux*, le samedi 21 juillet 1900 (1).
   MM. Ch. Richet et Toulouse ont pensé « qu'en privant
dans une certaine mesure l'organisme de chlorures, on
devait le rendre ainsi plus sensible à l'action des bromures ». Comme, ainsi qu'ils le disent, selon toute
vraisemblance « les actions médicamenteuses sont dues
à l'imbibition des cellules par tels ou tels poisons, ces
actions doivent être d'autant plus intenses que l'appé-
tition de ces cellules pour les poisons est plus intense,
et, par conséquent, elle doit être augmentée pour les
sels alcalins thérapeutiques, par l'absence des sels alcalins alimentaires ».
   On voit d'ici la conclusion, bien que M. Toulouse
oublie lui-même de nous dire quelles sont les cellules
qui fixent les sels alcalins alimentaires et si ce sont les
mêmes éléments cellulaires qui absorbent le bromure.
   On croyait jusqu'ici que les sels alcalins chlorurés
étaient indispensables à l'alimentation, qu'ils deve-
naient, dans les déserts de l'Afrique, une denrée
de premier ordre ; cette opinion n'est pas celle de
M. Toulouse. Il estime même que le bromure peut se
substituer avantageusement au sel alimentaire et le sup-
pléer dans une certaine mesure : « Il faut remarquer,
dit-il, que les épileptiques hypochlorurés prennent du
bromure et subissent, de ce fait, une autre minéra-
lisation bromurée qui compense, dans une certaine
mesure, la déminéralisation chlorurée. »
   J'avais cru jusqu'à présent que, ainsi que le dit lui-

---

(1) Ed. Toulouse. — Du sel dans l'alimentation des épileptiques.
— *Gazette des Hôpitaux*, n° 82, 21 juillet 1900, p. 825.

même M. Toulouse, les animaux qui mangent du sel engraissent de ce fait. Je sais, par contre, que ceux qui prennent du bromure maigrissent : je ne vois donc pas comment, en qualité, le bromure pourrait remplacer les sels alimentaires sans nuire à la nutrition générale.

En supprimant le sel de l'alimentation, autant que faire se peut, d'abord le pain et le bouillon et bien d'autres substances alimentaires encore, car toutes ou presque toutes contiennent plus ou moins du sel dont l'abstention rend, à mon avis, insupportable un régime qui doit être longtemps prolongé, on arriverait, dit M. Toulouse, à des résultats favorables avec moins de bromure que lorsqu'on emploie la méthode ordinaire, celle que nous avons exposée en précisant toutefois les règles de son administration qui la rendent facilement tolérable.

Donc, en procédant comme il l'indique, on pourrait plus facilement faire tolérer aux épileptiques la dose suffisante de bromure. Quant à la faire tolérer suffisamment pendant un long temps, comme il est nécessaire, nous allons voir que c'est autre chose. Elle est intolérable d'ailleurs, et M. Toulouse l'avoue lui-même.

« Il faut retenir, dit-il, que, dans l'hypochloruration, le pouvoir toxique du bromure s'élève avec le pouvoir thérapeutique, et que l'on peut observer des signes de bromisme avec des doses relativement faibles, par exemple avec 4 grammes. La surveillance médicale doit donc être plus étroite. On doit se rappeler que des doses de 1 gramme en plus ou en moins correspondent, avec l'hypochloruration, à des doses beaucoup moins grandes de ce médicament données avec le régime ordinaire. » Et M. Toulouse revient encore un peu plus loin sur ces mêmes considérations qui rendent son exposé contradictoire : « Il est à remarquer que 1 gramme de bromure en plus ou en moins a des conséquences thérapeutiques grandes. Tel sujet, qui n'a pas de crises avec 5 grammes de sel et 3 grammes de bromure, en présente dès qu'il ne prend plus que 2 grammes de bromure. On fera bien de manier ce médicament par demi-gramme. »

Il faut donc, continue M. Toulouse, « déterminer la dose maxima de sel et la dose minima de bromure nécessaires pour obtenir les effets thérapeutiques. On

maintient le malade à ce traitement, sans le changer,
pendant plusieurs mois. Pour savoir si le terrain convulsif s'est modifié, il faut donner du sel sans changer
la dose de bromure; on peut aussi, dans les cas favorables, redonner au sujet 10 à 15 grammes de sel et le
faire revenir au régime ordinaire sans que les accès
reparaissent. On peut alors diminuer ultérieurement
les doses de bromure. Mais il ne faut augmenter le sel
d'abord et diminuer ensuite que très lentement le bromure et en tâtant l'aptitude convulsive du sujet, en
s'arrêtant et en retournant en arrière à la première
alerte. Dans ces cas, on risque de faire revenir les accès.
Il faut donc être très prudent, si l'on ne veut pas observer une série de crises convulsives. »

On le voit, ce sont deux sels que l'on a à manier au
lieu d'un, ce qui est loin d'être indispensable. L'un
d'eux, le plus important du fait même de l'hypochloruration, est devenu très toxique et ne doit être administré qu'avec de grandes précautions. Et si l'on peut
être sûr de sa solution, doser très exactement le bromure à administrer, je ne trouve pas, dans le travail
de M. Toulouse, comment il faut s'y prendre, en dehors
du laboratoire, pour arriver pratiquement à la quantité de chlorure de sodium qui, très variable et très
variée, car toutes les substances alimentaires en ren-
ferment, doit être absorbée.

Le traitement de l'épilepsie préconisé par M. Toulouse est, on le voit par ce qu'il écrit lui-même, d'une
technique des plus difficiles. Le régime alimentaire, à
observer de très près, en ce qui regarde surtout un
traitement très prolongé, est en dehors de toutes les
règles d'hygiène généralement adoptées. De plus, on
court à chaque instant le risque de déterminer, par
l'emploi de cette méthode, le renouvellement des accès
et l'apparition des phénomènes d'intoxication, en raison, il nous l'a dit, de la susceptibilité extrême que
l'hypochloruration donne elle-même au sujet, par ce
fait qu'elle augmente la toxicité du bromure.

Pour qui sait combien ces accidents d'intoxication
sont déjà difficiles à éviter avec la méthode ordinaire,
lorsqu'on veut sérieusement établir la dose suffisante
de bromure et s'y maintenir, on jugera avec nous que
la méthode de M. Toulouse ne présente que des désa-

vantages par rapport à celle-ci. Je la juge, pour ma part, pratiquement inapplicable.

Du reste, voyons, en fin de compte, à quels résultats est arrivé M. Toulouse. « Combien de temps, dit-il, faut-il prolonger ce traitement? J'y ai soumis des malades durant sept mois, et les effets étaient excellents pendant toute cette période. Mais les accès revenaient généralement avec le retour du régime ordinaire. Ce n'est donc qu'à la longue que le terrain convulsif d'un sujet pourrait être modifié d'une façon durable. »

Je crois inutile d'aller plus loin dans l'examen de la méthode de traitement proposée par MM. Ch. Richet et Toulouse. Elle est antiphysiologique, ce qui n'est pas une raison pour la repousser d'emblée, car nous avons encore beaucoup de choses à apprendre dans cette branche de la science médicale. Mais les auteurs ne nous ont rien appris de nouveau, si ce n'est qu'elle rend le bromure, qui, de même que dans la méthode de la dose suffisante, en fait la base, à peu près intolérable, par suite de l'élévation du taux de sa toxicité en présence de la diminution presque impossible à régler des sels chlorurés.

Il faut administrer, faire varier et supprimer, suivant les cas et les susceptibilités individuelles, deux sels au lieu d'un, dont l'un est devenu très toxique en présence de l'autre, dans des proportions qu'il est presque impossible d'établir exactement, au moins en ce qui regarde les sels alimentaires chlorurés. Si ces conditions ne sont pas exactement remplies, on arrive vite à l'intoxication et l'on fait reparaître les accès. Si le bromure peut être exactement dosé, il n'en est en aucune façon, je le répète, de même du sel qui existe dans tous les aliments ingérés. L'application de cette méthode est peut-être possible dans le laboratoire, sous la direction d'un chimiste très expérimenté; elle ne nous paraît pas l'être dans la vie réelle, dans la pratique du médecin, qui est celle de tous les jours.

Si encore les résultats obtenus, que M. Toulouse dit satisfaisants, pouvaient être suffisamment prolongés; mais c'est le contraire qu'on obtient avec sa méthode, car il semble presque impossible à M. Toulouse lui-même de prolonger le régime de l'hypochloruration dans des conditions de temps suffisantes, sans être obligé de retourner au régime ordinaire, et celui-ci, il l'avoue, fait revenir immédiatement les accès.

Je comprendrais encore que MM. Ch. Richet et Toulouse nous proposassent d'appliquer leur méthode aux cas rebelles ou intolérants déjà traités par la méthode ordinaire ou par toute autre qui a fait ses preuves, s'il y en a. Mais M. Toulouse prend au hasard vingt malades de son service et ne parle pas de cas exceptionnels : c'est une méthode générale à appliquer à tous les faits d'épilepsie. Pourquoi alors ne pas adopter la plus simple, celle qui évite les accidents toxiques et pour laquelle la preuve n'est plus à faire ?

Le temps, je l'ai dit, nous dira ce qu'il faut penser de cette méthode ; je crois, je le répète, que pour le moment, avec la technique qu'ils proposent, elle est pratiquement inapplicable, et je ne vois pas comment on pourrait l'améliorer d'une façon suffisante pour la faire tolérer. Je crois même que, quoi qu'il arrive, les résultats qu'elle pourra donner seront toujours au-dessous de ceux qu'on obtient avec la méthode ordinaire judicieusement administrée, en conséquence toujours de la toxicité exagérée du bromure qu'elle entraîne avec elle, sans nous fournir aucun moyen sérieux de compensation. C'est donc à la méthode de la dose suffisante qu'on devra toujours recourir, celle que nous avons exposée, en tenant compte de ce que nous avait appris notre regretté maître Charcot et de ce que nous avons pu y ajouter nous-même au cours de recherches personnelles longtemps prolongées.

APPLICATION DE LA MÉTHODE DITE DE LA DOSE SUFFISANTE AU TRAITEMENT DE QUELQUES AUTRES MALADIES DU SYSTÈME NERVEUX.

La méthode de traitement que je viens d'exposer, basée sur l'administration de la *dose suffisante* de bromure, rendue facile à déterminer exactement par la connaissance de certains *signes physiques* indéniables que l'observation m'a appris à connaître, m'a donné, depuis que je l'emploie régulièrement, des résultats presque inespérés dans le traitement de l'épilepsie. Substituée aux notions insuffisantes ou empiriques qui, jusqu'à ces dernières années, régissaient l'administration du bromure dans la cure de cette grave affection, elle m'a permis, désormais, de régler d'une façon précise l'emploi du médicament, de lui faire rendre tout ce qu'il peut donner, d'obtenir qu'il soit parfaitement toléré jusqu'à la disparition des accès, sans influencer défavorablement l'état général du malade à traiter.

Je propose de lui donner le nom de « *méthode de la dose suffisante* », qui évoque le principe fondamental sur lequel elle s'appuie. Je rappelle que dans sa teneur générale, elle comprend trois périodes : une première, basée sur l'observation de signes précis tant locaux que généraux qui permettent d'arriver, d'une façon progressive, à l'*établissement* de la dose suffisante, celle qui guérit ; une deuxième, où, en s'appuyant sur les mêmes indices, cette dose est *maintenue* pendant un laps de temps que l'expérience apprend à rendre suffisant pour annihiler l'hyperexcitabilité cortico-motrice du cerveau et faire disparaître avec elle définitivement les accès ; une troisième période de *diminution progressive* et de *suppression définitive*, toujours facile à réaliser.

Je crois donc, dans ces conditions, que la *méthode de la dose suffisante*, en raisonnant par analogie, peut être très avantageusement transportée dans le domaine thérapeutique de certaines autres maladies du système nerveux et y remplacer les quelques données empiriques ou insuffisantes, je l'ai dit, qui régissent encore difficilement leur cure. Je veux parler, en particulier, *des formes graves de la migraine* que j'ai déjà proposé, non sans raison je pense, de traiter de la même façon que l'épilepsie, du *vertige labyrinthique* ou *de Menière* et du tic *douloureux de la face*. Leur mécanisme paroxystique, au moins pour les accès vertigineux, se rapproche singulièrement de celui des paroxysmes épileptiques. On voudra bien se souvenir qu'au cours de ces leçons (p. 17) je n'ai pu m'empêcher d'établir une comparaison entre l'hyperexcitabilité cortico-motrice productrice des accès comitiaux et l'hyperexcitabilité labyrinthique qui tient sous sa dépendance les paroxysmes de vertiges. Rationnellement, je l'ai dit aux mêmes équivalents morbides, une même méthode de traitement doit être opposée.

Pour chacune de ces trois affections, il existe un médicament particulier : le bromure, le sulfate de quinine, l'extrait thébaïque dont l'administration bien ordonnée permet d'obtenir les résultats les plus satisfaisants.

Celle-ci provoque l'apparition d'un certain nombre de phénomènes généraux et de signes physiques qui permettent, d'une façon assez rapide quoiqu'un peu variable, en ce qui regarde chacune d'elles, d'établir la dose suffisante, celle qui fait disparaître les accès, de s'y maintenir, et de la diminuer progressivement pour en arriver à la suppression définitive.

C'est pourquoi j'ai cru, m'inspirant des excellents résultats que j'avais obtenus dans la cure de l'épilepsie par la méthode de la dose suffisante, devoir appliquer cette méthode à la thérapeutique de plusieurs cas de migraine grave, de vertige de Menière et de tic douloureux de la face. Ces recherches m'ont montré quels bénéfices on pouvait en retirer dans le traitement de ces affections qui était resté, jusqu'à présent, assez mal précisé. Je les publierai quelque jour, ayant encore besoin de les compléter, bien que j'aie déjà étudié autrefois leur traitement respectif (1) en y appliquant ce que je savais alors sur la dose suffisante. En attendant, je ne saurais résister au désir d'engager ceux de mes confrères qui s'intéresseraient à la thérapeutique de la maladie de Ménière et du tic douloureux de la face par le sulfate de quinine et l'extrait thébaïque, à mettre en œuvre la méthode de la dose suffisante dans la cure des cas qui pourraient se présenter à leur observation. Je suis certain d'avance qu'ils n'auront pas à s'en repentir.

Ainsi, la méthode de la dose suffisante prendra de jour en jour, et de plus en plus, la place prépondérante qu'elle mérite d'occuper dans la thérapeutique de nombreuses maladies du système nerveux, pour le plus grand bénéfice des malades soumis à ses règles d'application, parce qu'elle est incontestablement supérieure à celles qui leur étaient appliquées habituellement.

---

(1) GILLES DE LA TOURETTE. — Leçons de clinique thérapeutique sur les maladies du système nerveux. — Le vertige de Ménière et son traitement, 7º leçon, p. 269. — Diagnostic et traitement du tic douloureux de la face et de la migraine, 5º leçon, p. 207. M. Plon, et Cⁱᵉ, éditeurs. Paris, 1898.

TABLE DES MATIÈRES